Manual de AUDITORIA DE CONTAS MÉDICAS

Manual de AUDITORIA DE CONTAS MÉDICAS

Sueli Maria Fernandes Marques

Mestrado em Gestão Integrada de Organizações – Área de Concentração Saúde
Universidade do Estado da Bahia – UNEB – Salvador-BA

Especialização em Saúde Pública com ênfase em Programa de Saúde da Família
Centro Universitário São Camilo – Salvador-BA

Especialização em Farmacologia Chinesa e Clínica Médica
INCISA/IMAN – Belo Horizonte-MG

Especialização em Acupuntura e Eletroacupuntura
ABASI – Rio de Janeiro-RJ

Especialização em Administração Hospitalar
Centro Universitário São Camilo – Salvador-BA

Graduação em Biomedicina – Habilitação em Análises Clínicas
Universidade Mogi das Cruzes – Mogi das Cruzes-SP

Consultora em Saúde e Gestão de Saúde

Sócia-Diretora da AHOS Consultoria

Professora Universitária

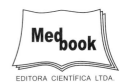

Medbook
EDITORA CIENTÍFICA LTDA.

Manual de Auditoria de Contas Médicas
Direitos exclusivos para a língua portuguesa
Copyright © 2015 by
MEDBOOK – Editora Científica Ltda.

Nota da editora: A autora desta obra verificou cuidadosamente os nomes genéricos e comerciais dos medicamentos mencionados; também conferiu os dados referentes à posologia, objetivando informações acuradas e de acordo com os padrões atualmente aceitos. Entretanto, em função do dinamismo da área de saúde, os leitores devem prestar atenção às informações fornecidas pelos fabricantes, a fim de se certificarem de que as doses preconizadas ou as contraindicações não sofreram modificações, principalmente em relação a substâncias novas ou prescritas com pouca frequência. A autora e a editora não podem ser responsabilizados pelo uso impróprio nem pela aplicação incorreta de produto apresentado nesta obra.

Apesar de terem envidado o máximo de esforço para localizar os detentores dos direitos autorais de qualquer material utilizado, a autora e os editores desta obra estão dispostos a acertos posteriores caso, inadvertidamente, a identificação de algum deles tenha sido omitida.

Editoração Eletrônica: REDB STYLE – Produções Gráficas e Editorial Ltda.
Capa: Sérgio Mello

CIP-BRASIL. CATALOGAÇÃO-NA-FONTE
SINDICATO NACIONAL DOS EDITORES DE LIVROS, RJ

M321m
    Marques, Sueli Maria Fernandes
      Manual de auditoria de contas médicas / Sueli Maria Fernandes Marques. - 1. ed. -
Rio de Janeiro : MedBook, 2015.
      168 p. : il. ; 23 cm.

    ISBN 978-85-8369-010-8

    1. Auditora. 2. Serviços de saúde - Auditoria. 3. Serviços de saúde - Administração.
4. Responsabilidade hospitalar. I. Título.

15-22696
                                CDD: 657.8322
                                CDU: 657.6:614.2

13/05/2015   19/05/2015

Reservados todos os direitos. É proibida a duplicação ou reprodução deste volume, no todo ou em parte, sob quaisquer formas ou por quaisquer meios (eletrônico, mecânico, gravação, fotocópia, distribuição na Web, ou outros), sem permissão expressa da Editora.

MEDBOOK – Editora Científica Ltda.
Rua Professora Ester de Melo, 178 – Benfica – Cep 20930-010
Rio de Janeiro – RJ – Telefones: (21) 2502-4438 e 2569-2524
contato@medbookeditora.com.br – medbook@superig.com.br
www.medbookeditora.com.br

Dedicatória

Aos meus pais, *Jacinto Marques* e *Maximina Fernandes Marques* (*in memoriam*), que aos 7 anos me presentearam com a primeira enciclopédia com uma dedicatória que trazia os seguintes dizeres:

"Este é um legado de cultura que deixaremos a nossa filha Sueli para que um dia seja digna de respeito e admiração.

De seus pais Jacinto Marques e Maximina Fernandes Marques"

A vocês, meus pais, hoje só posso deixar registrado meus eternos agradecimentos, admiração e orgulho pela honra de ser sua filha.

Vocês estarão sempre em meus pensamentos e em meu coração.

Meu amor eterno.

Ao meu irmão e segundo pai, Walter Marques, que sempre foi meu espelho, pela sua grandeza como pessoa e como profissional.

Aos meus tios e padrinhos, Agustin Cortez Lago (*in memoriam*) e Carmen Fernandes Cortez, pelo seu carinho, amor e estímulo aos meus estudos e carreira.

Aos amigos que me incentivaram, cobrando o término deste livro: Fátima Bastos, Ronaldo de Menezes e Silvia Vieira, meu carinho e eterna amizade.

Às amigas Fernanda Abreu e Isabel Furiama, sempre presentes em minha vida.

A Mariana Medeiros de Morais Serrão, que me incentivou na etapa final deste livro, meu carinho e agradecimento.

A todos que, de algum modo, contribuíram para a elaboração deste livro o meu muito obrigado.

A todos os meus alunos que, com suas dúvidas e questionamentos, me estimularam sempre a estudar mais, conhecer mais, buscar mais e a refletir que muitos outros também deveriam estar necessitando de informações, às quais, porém, por algum motivo, não puderam ter acesso.

Prefácio

Em minha trajetória de Auditoria em Saúde, confesso que me senti duplamente orgulhosa por prefaciar um manual sobre o tema que norteou grande parte da minha vida profissional, desenvolvido por uma amiga como Sueli Marques.

A Auditoria em Saúde se tornou uma área estratégica na otimização do uso de recursos financeiros na saúde pública e privada, sendo a auditoria de contas médicas uma vertente bastante relevante.

Nesse contexto, a autora Sueli Marques, com longa e experiente atuação na área de execução e ensino da Auditoria em Saúde, buscou abordar o tema de modo abrangente em capítulos de leitura prática e objetiva, elaborando um texto que será um grande aliado dos auditores em saúde.

Sueli inicia a abordagem com uma revisão da evolução da auditoria de contas médicas no contexto da assistência à saúde, ressaltando, em capítulos específicos, a legislação em auditoria e a questão da ética médica, base esta norteadora dos limites éticos para o desenvolvimento do trabalho. Volta a abordar o tema, inserindo-o, de maneira prática, nos capítulos dedicados à auditoria de procedimentos médicos e auditoria e prontuário médico.

As orientações técnicas serão debatidas, com clareza, nos capítulos referentes à análise da conta hospitalar, auditoria em materiais, medicamentos e SADT, ressaltando o suporte técnico fornecido por comissões e serviços de controle de infecção hospitalar.

Novas formas de negociação para pagamento dos serviços em saúde vêm sendo discutidas e construídas para aprimoramento da relação entre os envolvidos, bem como buscando a redução dos conflitos existentes nessa relação, e foram bem avaliadas na vertente da auditoria administrativa.

Acompanhando a tendência crescente no investimento de melhoria contínua pelos serviços de saúde, por meio de Sistemas de Acreditação, traz a abordagem da auditoria como uma possível ferramenta no gerenciamento da qualidade, tendo como base a análise dos indicadores obtidos no sistema de informações gerenciais.

Conclui a obra com a orientação da elaboração do relatório de auditoria como principal produto do trabalho realizado.

Espero e desejo a todos vocês, auditores e leitores, que com este manual consigam compreender e aprimorar a auditoria de contas médicas, que, sem dúvida, é uma atividade indispensável no atual cenário da saúde pública e privada em nosso país.

Eliane Noya

Médica Auditora

Ex-Diretora da Auditoria da SESAB –
Secretaria de Saúde do Estado da Bahia

Diretora Técnica do
Hospital Jorge Valente – Salvador

Conselheira do CREMEB – Conselho
Regional de Medicina do Estado da Bahia

Sumário

1 **A Evolução da Assistência à Saúde, 1**

2 **A Evolução da Auditoria de Contas Médicas, 13**

3 **O Papel do Código de Ética Médica na Auditoria, 17**

4 **A Conta Médica Hospitalar, 29**

Classificação da Conta, 30
    Quanto à Origem, 30
    Quanto ao Modelo de Apresentação, 30
    Quanto ao Período, 31
    Quanto à Composição, 32

Guia Hospitalar, 36
    Demonstração da Conta a Ser Analisada de um Procedimento Cirúrgico
    de Oftalmologia, 36

5 **Auditoria em Materiais, 41**

Materiais Descartáveis, 41
    Padronização de Material, 42
    Materiais Reutilizáveis, 43

Órtese e Prótese, 47
    Órtese, 48
    Prótese, 48
    Material Especial, 50
    Material de Alto Custo, 51

6 Auditoria de Medicamentos, 53
Padronização de Medicamentos, 55

7 Auditoria de Procedimentos Médicos, 57
Tabelas de Honorários Médicos, 57
Protocolos Médicos, 59

8 Auditoria em Serviços Auxiliares de Diagnóstico e Terapia (SADT), 63

9 Auditoria Administrativa, 65
Diárias e Taxas, 66
Contratos e Negociações, 67
Pacotes, 68

10 A Auditoria e o Prontuário Médico, 75
A Ética no Processo de Auditoria de Prontuários, 77
Auditoria Baseada em Evidências, 83

11 Relatórios de Auditoria, 87

12 A Comissão de Controle de Infecção Hospitalar como Suporte à Auditoria, 93

13 Sistema de Informações Gerenciais, 97
Indicadores, 98

14 A Auditoria como Ferramenta do Gerenciamento da Qualidade em Serviços de Saúde, 101

15 Legislação em Auditoria, 117

16 Considerações Finais, 119

Referências, 121

Anexos, 127

Índice Remissivo, 149

Manual de

AUDITORIA DE
CONTAS MÉDICAS

Capítulo 1

A Evolução da Assistência à Saúde

*O maior erro que um homem pode
cometer é sacrificar a sua saúde a
qualquer outra vantagem.*

(Arthur Schopenhauer)

Assistência à saúde e seus modelos de tratamento têm sido polemizados desde os primórdios dos tempos, pois a cada nova descoberta sempre havia uma reação de dúvida e medo por parte da população, chegando a linchamentos e prisões dos que a praticavam.

Desde os registros em cavernas nos quais é possível observar a perfeição dos desenhos de animais, o homem já buscava entender os seres viventes. No período das grandes civilizações a saúde era atribuída ao bom comportamento e a doença era resultado de causas sobrenaturais.

Na Grécia foi inventado o método de sangria a partir de cortes no corpo para eliminar o excesso de sangue. Para auxiliar, vinagre era jogado nos cortes, levando pacientes a sangrar até morrer ou até mesmo se afogar, quando os cortes eram realizados na boca.

A partir da observação do paciente, o próximo passo seria a prática, estudando em cadáveres na calada da noite ou nas sombras dos cemitérios, pois a dissecação era proibida por tratar-se de invasão do corpo, que era considerado sagrado.

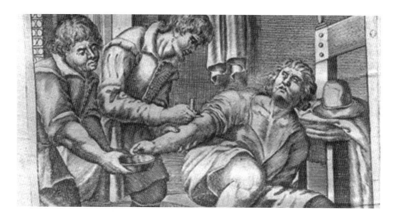

Figura 1 Doente sendo cortado.

Por volta de 300 a.C., Hipócrates "O Pai da Medicina", como ficou conhecido, escreveu vários textos médicos conhecidos como Coleção Hipocrática, que viria a contribuir para o que conhecemos atualmente como Medicina clínica pela aplicação prática da observação. Ele dizia que importava o homem "como um todo" e não apenas a doença. Foi dele a teoria de que o homem era constituído de quatro fluidos (humores) principais – bile negra, bile amarela, fleuma e sangue –, sendo a doença o desequilíbrio destes elementos. A visão hipocrática perdurou até o século XVIII.

Sempre que um médico não puder ajudar, ele deve evitar prejudicar.
Hipócrates de Cós

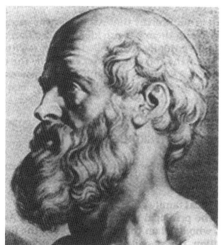

Esse ideal hipocrático foi revisto por Galeno, que estabeleceu a origem da doença como de caráter endógeno ou exógeno, ou seja, oriunda do próprio homem e de seu meio.

Galeno reforçou a *teoria hipocrática* quando afirmou que a pre-

Figura 2 Hipócrates (460 a.C.-377 a.C.).

dominância de certos humores determinaria o tipo de temperamento do indivíduo, o que influenciaria a relação saúde-doença.

A doença ocorreria pelo desequilíbrio entre os humores, sendo que estes poderiam variar de acordo com a alimentação, que, ao entrar no organismo, formaria os humores, caracterizando o tipo fisiológico e comportamental.

Os tipos de temperamentos/comportamentos podem ser descritos da seguinte maneira:

- **Melancólico:** indivíduos com tendência a tristeza, desânimo e inquietação.
- **Fleumático:** indivíduos com tendência a lentidão, calma e irracionalidade.
- **Colérico:** indivíduos com tendência a irritação e agressividade.
- **Sanguíneo:** indivíduos corajosos, prestativos e amorosos.

Quadro 1 Relação entre humor e tipo de temperamento

Humor	Temperamento
Bile preta	Melancólico
Fleuma	Fleumático
Bile amarela	Colérico
Sangue	Sanguíneo

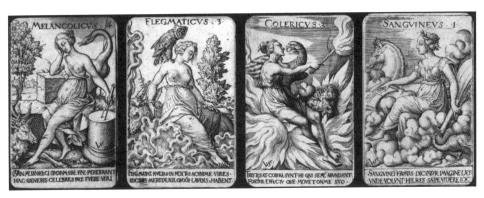

Figura 3 Representação da época dos tipos de temperamentos.

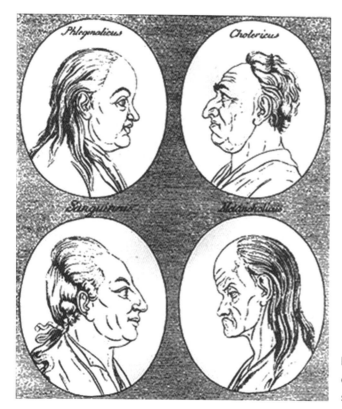

Figura 4 Ilustração do perfil do indivíduo de acordo com seu temperamento.

À medida que os avanços na medicina aconteciam por curiosos e ávidos por conhecimento, tidos na época como loucos ou endemoniados, iam se descortinando novas formas de tratamento e cura.

A Figura 5 ilustra *Dr. Nicolaes Tulp* (1593-1674), renomado anatomista municipal, cirurgião, erudito, professor e político. Este quadro é um importante documento da história da Anatomia.

No livro O *Século dos Cirurgiões*, um conhecido *best-seller*, seu autor Jürgen Thorwald relata, a partir de documentos deixados por seu avô, o cirurgião H.E. Hartman, as experiências vividas por este em um tempo em que nem anestesia existia e os pacientes faziam uso de aguardente para realizar os procedimentos, nos quais eram usados esponjas para a limpeza do sangue, instrumentais cirúrgicos não lavados, ferro quente para a cauterização e os ligamentos de artérias eram feitos com um cordel passado em um pedaço de cera.

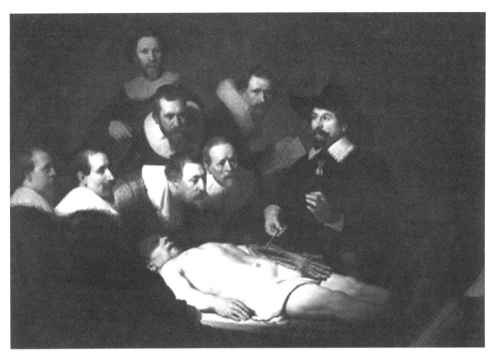

Figura 5 Rembrandt – *A lição de anatomia do Dr. Tulp* (1632).

No século XIX, na América, a assistência ao paciente era oferecida em sua própria casa, algumas vezes por nativos viajantes em cima de cavalos com bolsas carregadas de instrumentos. Eram os praticantes da medicina, que tinham acesso a leitura de livros, cursos de professores ou até mesmo aprendido com a necessidade, tornando-os práticos no assunto.

Ainda naquele século surgiram medicamentos para tratamento de dores de dente a xaropes para crianças, a exemplo deste último em 1849 nos EUA, *xarope da Sra. Winslow*, que levava em sua composição carbonato de sódio, *spirits foeniculi* (uma espécie de fungo), *aqua amonia* (hidróxido de amônia) e sulfato de morfina, justificando o efeito prometido de acalmar as crianças. Posteriormente foi citado em uma publicação chamada *Panaceia e charlatanismo* na seção *Baby Killer*.

Com o tempo, os frades começaram a atuar fora dos conventos, atendendo pacientes com a prática aprendida. Assim, os períodos pré e pós-cristianismo deram origem a dois modelos de medicina: o dos religiosos e o dos que detinham a prática médica.

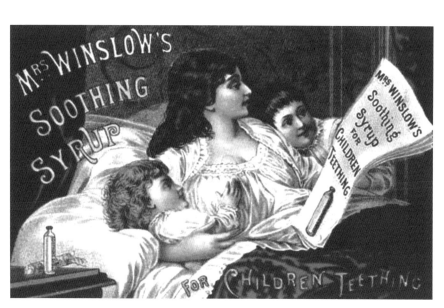

Figura 6 Divulgação do xarope da Sra. Winslow.

No Brasil, na época da gripe espanhola (1918-1919), médicos debatiam o uso de mercúrio que era administrado em injeções e soluções chamadas de óleo cinzento (solução com 40% de mercúrio purificado) no combate à doença, o que era questionado por alguns, pois a substância provocava irritações gástricas e ainda favorecia a entrada de germes.

Em 1930 no Brasil tiveram início técnicas revolucionárias no campo da psiquiatria: a lobotomia e a leucotomia cerebral, duas técnicas neurocirúrgicas responsáveis por mais de mil cirurgias em pessoas que apresentavam doenças mentais como mudanças de comportamento ou comportamentos inadequados.

Essas técnicas foram descobertas pelos neurologistas americanos Walter Freeman e James Winston Watts, da George Washington University, e pelos neurologistas portugueses Antonio Caetano de Abreu Freire Egas Moniz, Almeida Lima e o psiquiatra Cid Sobral, da Faculdade de Medicina da Universidade de Lisboa.

Cabe a ressalva de que eram procedimentos realizados no cérebro para modificá-lo que pretendiam oferecer resultados psíquicos.

O caso que ficou conhecido na história da medicina neurológica e ocorreu em 1848 foi o do operário americano *Phineas Gage*, que teve seu crânio perfurado por uma barra de ferro após uma explosão enquanto trabalhava na construção de uma estrada de ferro em Vermont. A barra perfurou a face esquerda, entrou pelo olho e destruiu os lobos frontais, ocasionando perda de consciência imediata, porém com recuperação em minutos.

Gage andava e falava mesmo depois do acidente e foi socorrido e levado para um hospital, tendo se restabelecido após o tratamento, mas, passado algum tempo, começou a apresentar mudança de personalidade, como agressividade, ausência de senso de moral, totalmente diferente do homem educado que era. Phineas viveu ainda cerca de 13 anos com o buraco na cabeça.

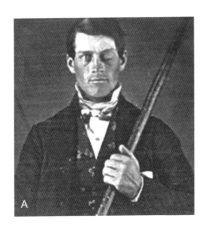
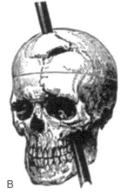

Figura 7 Phineas Gage (**A**) e ilustração da posição da barra de ferro (**B**).

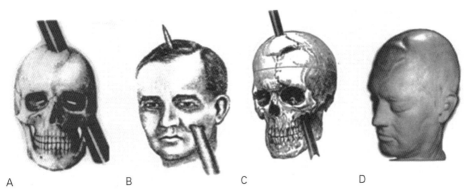

Figura 8 Sequência mostrando os ângulos da perfuração (**A** a **C**) e como ficou depois do tratamento (**D**).

Este caso ilustra a linha de raciocínio dos médicos para a realização das lobotomias como tratamento para mudanças comportamentais.

No século XX, as pessoas sem condições financeiras procuravam ser atendidas por profissionais liberais, e nesse contexto surgiram os hospitais lucrativos, de propriedade de médicos e, posteriormente, os de medicina de grupo, compostos por médicos e cooperativados por volta de 1960.

Em maio de 1968, aconteceu o primeiro transplante cardíaco da América Latina. A primeira cirurgia desse tipo foi realizada na Cidade do Cabo, pelo médico sul-africano Christian Barnard, no dia 4 de dezembro de 1967.

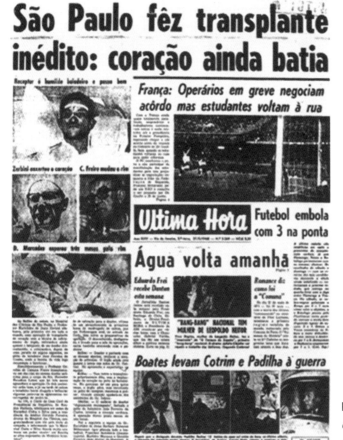

Figura 9 Jornal *O Estado de São Paulo* 27 de maio de 1967.

Por volta dos anos 1970 começaram a ser utilizados medicamentos antidepressivos e antipsicóticos para doenças mentais em substituição à terapia de eletrochoque, muito controversa pelos seus efeitos, pois muitos acreditavam que esta nada acrescentava aos doentes, apenas os mantinha quietos para conveniência da equipe que os tratava.

Nessa mesma década nos Estados Unidos adeptos dos direitos humanos denunciaram o eletrochoque como uma terapia desumana e outras denúncias, por parte dos pacientes, seguiram-se depois que o livro de Ken Casey, que relatava a história vivida por ele em um hospital psiquiátrico do Oregon, gerou o filme dirigido por Milos Formam que recebeu o título no Brasil de "Um Estranho no Ninho", com grande repercussão na mídia.

O tratamento de eletrochoque de Cerletti-Bini foi adotado por L.B. Kalinowski, um médico alemão que observou uma excelente resposta em pacientes com distúrbios afetivos, e se difundiu, entre outros, como terapêutica para depressão.

A terapia de eletrochoque foi introduzida no Brasil em 1934 e utilizada até os anos 1980 na Colônia Juliano Moreira.

Ainda nos anos 1970 no Brasil ocorreram as primeiras tentativas cirúrgicas para o tratamento da obesidade com derivações jejunoileais, porém com graves sequelas, o que fez a técnica ser abandonada.

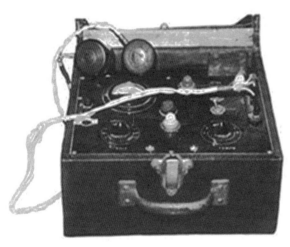

Figura 10 Aparelho de eletrochoque.

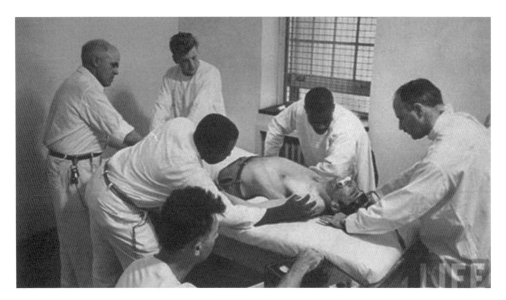

Figura 11 Paciente recebendo tratamento com eletrochoque.

Nos anos 1980, nos Estados Unidos, houve avanços nessa área com a técnica do *bypass* gástrico, gastroplastias, com uso de anel de polipropileno.

No ano de 1998 se deu a descoberta de células multipotentes que, uma vez implantadas no corpo humano, poderiam assumir o papel de qualquer tecido do corpo. Elas podem se dividir e originar células novas: as células-tronco embrionárias.

O intuito era o de conseguir tratar doenças raras, recuperar órgãos para transplantes e tecidos, o "fenômeno da Criação" enfim foi descoberto.

Assim como as chamadas células-tronco podem "refazer" uma célula, fica nossa pergunta: o que mais poderão criar?

Pela sua característica de totipotência, o que essa descoberta poderá trazer como resultado daqui a 10 anos? Só o tempo dirá. É mais um tratamento a ser colocado à prova.

Enquanto isso elas vêm sendo utilizadas em doença de Chagas, pacientes portadores de patologias medulares e de joelho e, com excelentes respostas. É a ciência vencendo a doença.

No século XX a descoberta dos análogos da insulina (forma alterada da insulina) possibilitou o controle dos níveis de glicemia, reduzindo as complicações do diabetes, pois os ligantes do receptor de insulina, conhecidos como análogos da insulina, agem no organismo como a insulina, mas com absorção, distribuição, metabolismo e excreção alterados pela mudança da sequência de aminoácidos da insulina pela engenharia genética do DNA.

Esses análogos são classificados em dois tipos: os de ação mais rápida que a insulina, por via subcutânea (*bolus*), e os mais lentos, que agem entre 8 e 24 horas e visam oferecer um nível basal de insulina.

Esses avanços, principalmente na composição genética do indivíduo, contribuirão para uma prescrição de medicamentos "personalizada" de acordo com a doença do paciente e na dose adequada à sua constituição, ou seja, é a pesquisa farmacogenômica que estuda a relação entre medicamento e o organismo da pessoa.

Dessa maneira, para identificação do vírus, basta que no sangue do indivíduo haja traços do genoma viral infectante.

Já em 2010 foi publicado pela revista *Science* o desenvolvimento de célula sintética, originada de um DNA produzido em laboratório, por Craig C. Venter.

É a biotecnologia auxiliando a ciência com a descoberta de novas bioterapias, tais como a de regeneração de articulações a partir de 48 horas de seu uso ou do interferon beta, o que melhora a qualidade de vida dos pacientes portadores de esclerose múltipla.

Nossa explanação histórica não tinha como objetivo ser um mapa fiel da evolução da assistência, mas demonstrar, em "pinceladas", o processo evolutivo da medicina, possibilitando ao leitor refletir sobre as novas terapias e sua repercussão na sociedade e na economia da saúde.

Ademais, como profissionais da área de saúde, somos ainda mais questionadores sobre os novos modelos do tratar o paciente e suas patologias, porém ficam minhas considerações sobre a necessidade de estarmos com a mente "aberta" para novos conceitos e nos preocuparmos em entender os benefícios que estes trazem ao paciente para que tornemos a nossa auditoria de qualidade, o verdadeiro motivo de sua existência.

O fato é que a Ciência avança a passos largos, surpreendendo a todos com suas descobertas e oferecendo ao campo da Medicina terapias inovadoras que implicam atualização de conhecimento constante por parte de quem, de algum modo, lida com ela, senão estaremos fadados a ficar presos a velhos modelos e fechados a novas tecnologias.

Capítulo 2

A Evolução da Auditoria de Contas Médicas

*O homem que comete um erro e não o corrige
está cometendo outro erro.*

(Confúcio)

Etimologicamente, o termo auditoria tem origem na palavra latina *audire*, significando ou relacionando-se com as funções auditivas *ouvir* e *audição*.

Na Suméria, ao sul da Mesopotâmia, atualmente conhecida como região sul do Iraque e Kuwait na Ásia, já se consagravam os registros contábeis que eram confiados a especialistas, bem como a existêencia de evidências de revisões para comprovar a exatidão de dados.

Uma forma primitiva de auditoria realizada por inspetores de contas foi identificada no reinado de Urukagina (que reinou de 2380 a.C. a 2360 a.C.). Embora primitiva, configuram prova irrefutável de existência os achados arqueológicos que se encontram no museu do Centenário em Bruxelas, na Bélgica.

O setor público foi o fomentador da auditoria no Ocidente, tendo seu nascedouro nos órgãos de controle do governo.

Na história do Brasil os primeiros modelos de uma auditoria rudimentar nos remete ao tempo do Brasil colônia.

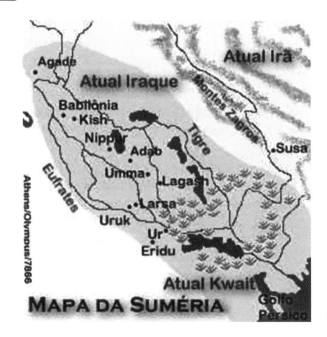

Figura 12 Mapa da Suméria.

Todas as formas de auditoria visavam ao controle e acompanhamento financeiro e patrimonial de corporações individuais. Entretanto, como profissão reconhecida, a auditoria inicia com a contabilidade ampliando sua atuação durante a Revolução Industrial em decorrência do aparecimento de grandes empresas, nas quais os investidores preocupados requerem que as demonstrações sejam analisadas por um auditor independente.

Mais recentemente, a auditoria de contas com foco na área médica começou também na área pública, com verificação de prontuários e contas realizada por supervisores que as analisavam fora do ambiente hospitalar; portanto, não houve a auditoria *in loco* até 1976.

Depois dessa data tivemos a mudança de conta para guias de internações hospitalares (GIH), que em 1978 tiveram sua versão revisada e em 1983 foram substituídas pela autorização de internação hospitalar (AIH).

Naquela época aparece a figura do médico auditor, e as auditorias começam a ser realizadas nos hospitais da rede.

Em 1988 a Constituição Federal veio garantir ao cidadão o direito à saúde em seu Artigo 196, o que somente era garantido aos trabalhadores até então.

Art. 196. A saúde é direito de todos e dever do Estado, garantido mediante políticas sociais e econômicas que visem à redução do risco de doença e de outros agravos e ao acesso universal e igualitário às ações e serviços para sua promoção, proteção e recuperação.

No ano de 1990, a Lei 8.080 estabelecia o Sistema Nacional de Auditoria (SNA) no âmbito do Sistema Único de Saúde (SUS), determinando que este ficasse responsável pela sua avaliação técnica e financeira nacionalmente, sendo uma auditoria bem específica, pois se tratava de saúde tendo como alicerce leis que a configuravam tais como a Lei 8.689/93 (Artigo 6º) e o Decreto 1.651/95.

Em 2006, o Decreto 5.841 alocou o Departamento Nacional do SUS na Secretaria de Gestão Estratégica e Participativa do Ministério da Saúde por sua relevância e seu grau de atuação, descentralizando, assim, as ações a serem executadas. Esse órgão deveria atuar na auditoria, fiscalização do SUS, oferecendo suporte para a devida utilização do capital financeiro, salvaguarda do acesso ao serviço e sua qualidade no que se refere à atenção ao paciente.

Cabe salientar que, conforme descrito em legislações, apresentadas anteriormente, desde sua concepção a auditoria visa garantir a qualidade de atendimento ao paciente e que esta deverá ser a divisa a ser carregada pelo auditor, que não pode se deixar levar por concepções materiais apenas, mas sim identificar o custo/benefício da assistência prestada.

Evidentemente, na área pública temos as características peculiares que envolvem acompanhamento de recursos financeiros governamentais, sendo passível, inclusive, a presença de profissionais formados em contabilidade que efetuarão o levantamento contábil e patrimonial.

Vale destacar que na área pública ainda caberão as diligências por denúncia de irregularidades no Programa do SUS, sendo responsabilidade do auditor apurar fatos e analisar os documentos para dirimir quaisquer dúvidas.

Quanto à origem do processo de auditoria de contas médico-hospitalar na área privada, esta se tornou importante por conta das mudanças econômicas, da crise financeira mundial, em que os cenários fizeram com que os ganhos diminuíssem e os custos aumentassem, sendo indispensável um gerenciamento estreito dos gastos para viabilização do atendimento médico de qualidade com custo baixo.

A auditoria se tornou o mecanismo de controle nas contas para contribuir com a assistência orientada para uma assistência qualificada com redução de custos seja na área ambulatorial ou no internamento.

Assim, a auditoria pode ser classificada em:

- **Pré-auditoria (ou preventiva, prospectiva ou prévia):** o nome já a caracteriza, ou seja, antes dos procedimentos acontecerem, na prática, liberação destes, quando solicitados pelo médico.

- **Operacional ou *in loco* (concorrente):** se dá durante o internamento do paciente, atribuindo um perfil de avaliação dos cuidados prestados, acompanhamento do estado clínico do paciente, cabendo gerenciar o processo terapêutico e diagnóstico.

- **Retrospectiva:** realizada após a alta do paciente. Inclui-se nesta a auditoria da conta propriamente dita antes de seu encaminhamento para a fonte pagadora, confrontada com os registros em prontuários (diagnóstico, procedimentos realizados, uso de materiais: descartáveis, órtese, prótese ou material especial (OPME) e medicamentos prescritos, taxas diárias hospitalares, laudos de exames e relatórios da equipe assistente). Nas contas parciais ou de alta administrativas (contas periódicas de pacientes internados) e seus documentos comprobatórios, cabendo a discussão e negociações, antes do fechamento da conta, quando for o caso, evitando glosas posteriores.

Capítulo 3

O Papel do Código de Ética Médica na Auditoria

*O símbolo desse código é Janus, o Deus
Romano dos portais, dos começos e dos fins.
A escolha de Janus para ilustrar esta edição do
Código traduz essa orientação: unir num só
traço o passado, o presente e o futuro.*

(Código de Ética Médica, 2009)

Antes de continuarmos, é indispensável fazer considerações sobre a importância do Código de Ética Médica para a auditoria médico--hospitalar.

E por que, vocês me perguntariam?

O Código de Ética Médica vigente menciona em seu Preâmbulo:

I – O presente Código de Ética Médica contém as normas que devem ser seguidas pelos médicos no exercício de sua profissão, inclusive no exercício de atividades relativas ao ensino, à pesquisa e à administração de serviços de saúde, bem como no exercício de quaisquer outras atividades em que se utilize o conhecimento advindo do estudo da Medicina.

Conforme esse texto, profissionais da área médica, na assistência ou na área administrativa, estão sujeitos a este código; portanto, cabe lembrar que como auditores estaremos em contato com esses profissionais. Sejam eles médicos-assistentes do paciente ou gestores de instituições, ou ainda, responsáveis por unidades ou setores.

Para tanto, devemos conhecer as responsabilidades e obrigações apresentadas nesse código para eventuais posicionamentos como auditores internos ou externos ou como gestores ou componentes da assistência.

Ainda sobre o Preâmbulo:

II – As organizações de prestação de serviços médicos estão sujeitas às normas deste Código.

O que devemos entender sobre esse trecho?

A partir do momento que estamos em um hospital ou qualquer organização prestadora de serviços de saúde, estaremos sob a égide do Código de Ética Médica, independentemente de nossa formação, ou seja, sujeitos a cumprir as determinações deste Código. Um exemplo clássico é o sigilo médico.

Cabe a todo auditor respeitar o sigilo das informações a que tem acesso em prontuários, laudos, relatórios, atestados, declarações, pareceres, comunicações internas ou até mesmo conversas com a equipe multiprofissional. Até porque essas informações dizem respeito ao paciente, e somente a equipe assistente (informações a respeito do paciente) e as equipes assistentes (que assistem o paciente) deverão ter acesso a elas, lembrando que não está incluída a equipe administrativa, que deverá apenas ter conhecimento de dados de cunho administrativo, ou seja, folhas de registro de gastos, admissão, formulários que não contenham informações médicas.

Cabe aqui uma ressalva, pois já li em livros de códigos de ética comentados, que os auxiliares de saúde e administrativos não estariam excluídos, pois estariam sob o dever do sigilo profissional.

Cabe notar o Capítulo X do Código de Ética Médica, que se refere a documentos médicos:

É vedado ao médico:

Art. 85. Permitir o manuseio e o conhecimento dos prontuários por pessoas *não obrigadas ao sigilo profissional* quando sob sua responsabilidade.

Capítulo 3 O Papel do Código de Ética Médica na Auditoria

Reparem que a expressão *"não obrigadas ao sigilo profissional"* não se refere ao médico (já que este está sob o sigilo médico), e sim ao sigilo profissional. Desse modo, todos os que não estiverem envolvidos no atendimento ao paciente não deverão ter acesso a esses documentos.

Qualquer situação contrária que exija a verificação do prontuário ou conhecimento do conteúdo deste deverá ter a autorização do paciente (dono do prontuário), de seus familiares ou, ainda, de seu representante legal (legalmente constituído pelo paciente).

Vale lembrar a definição de prontuário, segundo a Resolução do CFM 1638/2002, em seu Art. 1º:

(...) documento único constituído de um conjunto de informações, sinais e imagens registradas, geradas a partir de fatos, acontecimentos e situações sobre a saúde do paciente e a assistência a ele prestada, de caráter legal, sigiloso e científico, que possibilita a comunicação entre membros da equipe multiprofissional e a continuidade da assistência prestada ao indivíduo.

Salientamos que nessa mesma Resolução ainda fica determinado no Art. 5º, I, os itens que deverão constar obrigatoriamente no prontuário, a saber:

a. Identificação do paciente – nome completo, data de nascimento (dia, mês e ano com quatro dígitos), sexo, nome da mãe, naturalidade (indicando o município e o estado de nascimento), endereço completo (nome da via pública, número, complemento, bairro/distrito, município, estado e CEP);

b. Anamnese, exame físico, exames complementares solicitados e seus respectivos resultados, hipóteses diagnósticas, diagnóstico definitivo e tratamento efetuado;

c. Evolução diária do paciente, com data e hora, discriminação de todos os procedimentos aos quais o mesmo foi submetido e identificação dos profissionais que os realizaram, assinados eletronicamente quando elaborados e/ou armazenados em meio eletrônico;

d. Nos prontuários em suporte de papel é obrigatória a legibilidade da letra do profissional que atendeu o paciente, bem como a identificação dos profissionais prestadores do atendimento. São também obrigatórios a assinatura e o respectivo número do CRM;

e. Nos casos emergenciais, nos quais seja impossível a colheita de história clínica do paciente, deverá constar relato médico completo de todos os procedimentos realizados e que tenham possibilitado o diagnóstico e/ou a remoção para outra unidade.

Como é possível observar, o próprio Código nos reporta ao conhecimento de outros documentos, tais como Portarias e Resoluções. Portanto, é de fundamental importância para o auditor estar atualizado sobre legislação, tema este que estaremos abordando mais adiante.

Uma vez recordado esse conceito importante, daremos continuidade a nossas considerações sobre o Código de Ética Médica.

O auditor deverá estar ciente de que a auditoria na documentação médica do paciente deverá ser realizada dentro das instalações físicas da instituição, a fiel guardiã, e divide a responsabilidade com o médico-assistente, não sendo permitida, inclusive, a saída deste do local de guarda, para evitar extravios, perdas ou alterações, conforme Art. 87:

§ 2º O prontuário estará sob a guarda do médico ou da instituição que assiste o paciente.

Complementando o assunto, alguns poderiam pensar que já que o prontuário não pode sair do Hospital, em reproduzir cópias das folhas que fossem de interesse, para ler em casa ou sua Empresa, com mais tranquilidade, mas também temos um artigo que esclarece:

É vedado ao médico:

Art. 89. Liberar cópias do prontuário sob sua guarda, salvo quando autorizado, por escrito, pelo paciente, para atender ordem judicial ou para a sua própria defesa.

Acrescentaria que estamos tratando com um **documento** do paciente que por assim ser, nada poderá ser feito sem o consentimento dele, documento este que poderá inclusive ser utilizado para fins judiciais, se necessário, demonstrando assim seu grau de importância.

Dando continuidade ao sigilo, o Código de Ética orienta no Capítulo IX – Sigilo Profissional:

É vedado ao médico:

Art. 78. Deixar de orientar seus auxiliares e alunos a respeitar o sigilo profissional e zelar para que seja por eles mantido.

No caso da relação entre instituições e planos de saúde:

É vedado ao médico:

Art. 77. Prestar informações a empresas seguradoras sobre as circunstâncias da morte do paciente sob seus cuidados, além das contidas na declaração de óbito, salvo por expresso consentimento do seu representante legal.

Assim demonstramos o zelo que devemos ter, enquanto auditor, com os elementos dos quais tomamos conhecimento por ocasião de nosso acesso ao prontuário médico.

Esses informes são preservados desde a promulgação de nossa lei fundamental e suprema: a Constituição Federal, Art. 5º, inciso X.

São invioláveis a intimidade, a vida privada, a honra e a imagem das pessoas, assegurado o direito a indenização pelo dano material ou moral decorrente de sua violação.

Do mesmo modo o Código Civil.

Art. 11. Com exceção dos casos previstos em lei, os direitos da personalidade são intransmissíveis e irrenunciáveis, não podendo o seu exercício sofrer limitação voluntária.

Esse artigo reconhece e assegura a manutenção do sigilo profissional e a preservação da intimidade, pois preserva a integridade física ou moral inerentes a personalidade.

Sobre os registros no prontuário, o Código de Ética estabelece:

É vedado ao médico:

Art. 87. Deixar de elaborar prontuário legível para cada paciente.

§ 1º O prontuário deve conter os dados clínicos necessários para a boa condução do caso, sendo preenchido, em cada avaliação, em ordem cronológica com data, hora, assinatura e número de registro do médico no Conselho Regional de Medicina.

É previsto que o auditor encontre as prescrições e evoluções do médico em ordem de data, devidamente identificada, datada e assinada, bem como a dos demais integrantes da equipe multiprofissional.

É imprescindível ao auditor o conhecimento sobre terapias e diagnóstico a que refere o Código quanto às escolhas médicas.

XVI – Nenhuma disposição estatutária ou regimental de hospital ou de instituição, pública ou privada, limitará a escolha, pelo médico, dos meios cientificamente reconhecidos a serem praticados para o estabelecimento do diagnóstico e da execução do tratamento, salvo quando em benefício do paciente.

Certamente teremos situações que deverão ser analisadas, como, por exemplo, tratamentos experimentais ou sem evidência de resultados para determinada patologia, mas caberá aos especialistas a discussão técnica, motivo pelo qual o auditor deverá ter formação adequada e estar atualizado para poder lançar mão de seu conhecimento e apresentar sua argumentação fundamentada, sempre objetivando a integridade física do paciente.

Conforme comentado no parágrafo anterior, caberia também o seguinte texto do Capítulo I – PRINCÍPIOS FUNDAMENTAIS:

XXI – No processo de tomada de decisões profissionais, de acordo com seus ditames de consciência e as previsões legais, o médico aceitará as escolhas de seus pacientes, relativas aos procedimentos diagnósticos e terapêuticos por eles expressos, desde que adequadas ao caso e cientificamente reconhecidas.

No que se refere aos direitos dos profissionais médicos, o auditor deverá respeitar a indicação do médico-assistente, e, em caso de dúvida, solicitar mais esclarecimentos sobre eles.

CAPÍTULO II. DIREITOS DOS MÉDICOS

É direito do médico:

II – Indicar o procedimento adequado ao paciente, observadas as práticas cientificamente reconhecidas e respeitada a legislação vigente.

Assunto que tem gerado polêmica, principalmente entre alguns familiares, refere-se aos cuidados ao paciente terminal ou casos irreversíveis, fato que o Código de Ética atual determina a conduta que propicie o bem-estar sem terapêuticas hercúleas por parte da equipe assistente.

XXII – Nas situações clínicas irreversíveis e terminais, o médico evitará a realização de procedimentos diagnósticos e terapêuticos desnecessários e propiciará aos pacientes sob sua atenção todos os cuidados paliativos apropriados.

No entanto, esse mesmo código também garante a integridade física e moral do paciente em seu Capítulo IV ao orientar que seus desejos devem ser respeitados após os devidos esclarecimentos.

CAPÍTULO IV. DIREITOS HUMANOS

É vedado ao médico:

Art. 22. Deixar de obter consentimento do paciente ou de seu representante legal após esclarecê-lo sobre o procedimento a ser realizado, salvo em caso de risco iminente de morte.

Art. 24. Deixar de garantir ao paciente o exercício do direito de decidir livremente sobre sua pessoa ou seu bem-estar, bem como exercer sua autoridade para limitá-lo.

De acordo com esse raciocínio, nota-se a preservação das relações entre os médicos e a família/paciente em casos de eventuais representações nas decisões terapêuticas e diagnóstica, exceto nos casos em que essas venham a arriscar a vida do paciente.

CAPÍTULO V. RELAÇÃO COM PACIENTES E FAMILIARES

É vedado ao médico:

Art. 31. Desrespeitar o direito do paciente ou de seu representante legal de decidir livremente sobre a execução de práticas diagnósticas ou terapêuticas, salvo em caso de risco de morte.

Com intuito de salvaguardar o profissional de interesses adversos, o Conselho incluiu em seu Código a temática sobre a coibição de meios diagnósticos e terapêuticos no processo de melhoria da saúde dos pacientes.

Art. 32. Deixar de usar todos os meios disponíveis de diagnóstico e tratamento, cientificamente reconhecidos e a seu alcance, em favor do paciente.

É prudente informar que, quanto ao diagnóstico, não é difícil ser informado a familiares, eximindo, por vezes, o principal interessado. É de conhecimento geral que a preservação é o motivo que leva a esse comportamento, mas excluindo em caso de riscos de vida, o diagnóstico deverá ser comunicado ao paciente, conforme determina o Art. 34:

Art. 34. Deixar de informar ao paciente o diagnóstico, o prognóstico, os riscos e os objetivos do tratamento, salvo quando a comunicação direta possa lhe provocar dano, devendo, nesse caso, fazer a comunicação a seu representante legal.

O próximo artigo objetiva a conservação das relações e o cuidado em casos de situações que venham a ocasionar constrangimentos como desacordos entre profissionais e familiares ou até mesmo com o paciente, ou em situações específicas como, por exemplo, desobrigar atendimentos em casos de credos e crenças que sejam contrárias aos preceitos do médico-assistente, ou ainda em casos crônicos, garantindo, assim, o cuidado ao enfermo.

Art. 36. Abandonar paciente sob seus cuidados.

§ 1º Ocorrendo fatos que, a seu critério, prejudiquem o bom relacionamento com o paciente ou o pleno desempenho profissional, o médico tem o direito de renunciar ao atendimento, desde que comunique previamente ao paciente ou a seu representante legal, assegurando-se da continuidade dos cuidados e fornecendo todas as informações necessárias ao médico que lhe suceder.

§ 2º Salvo por motivo justo, comunicado ao paciente ou aos seus familiares, o médico não abandonará o paciente por ser este portador de moléstia crônica ou incurável e continuará a assisti-lo ainda que para cuidados paliativos.

No Art. 39 verificamos a preservação da liberdade do paciente sobre a opinião de outros especialistas.

Art. 39. Opor-se à realização de junta médica ou segunda opinião solicitada pelo paciente ou por seu representante legal.

O Art. 41 formaliza e orienta sobre a redução do tempo de vida de pacientes incuráveis, assunto muito abordado desde os anos 1970 pela Bioética, a qual surgiu exatamente para a preservação da integridade dos seres humanos, incluindo os vulneráveis, no âmbito da ciência e seus avanços.

A Bioética norteia a conduta moral na ciência da vida e no atendimento à saúde sempre à luz da ética.

Os princípios da Bioética são:

- **Autonomia:** o indivíduo tem o direito sobre ele mesmo.

- **Beneficência ou não maleficência:** tudo o que for feito ao indivíduo deve lhe oferecer benefício ou, pelo menos, não lhe fazer mal.

- **Justiça:** todos devem ter os mesmos direitos, sem distinções.

Esses fundamentos deverão ser seguidos toda vez que nos deparamos com situações que nos coloquem em "xeque" quanto a nossas atitudes e servirão para nos ajudar a tomar a melhor decisão ou orientar a quem precisa.

O assunto tem levantado as mais diversas argumentações, pois afinal nem sempre a razão nos bastará para chegar a um consenso, visto que momentos como esse são carregados de emoção e sentimento. Portanto, como profissionais da saúde, teremos balizadores para a tomada de decisão, lembrando sempre que o paciente tem direito e autonomia.

A agudeza da dor expõe a incapacidade de esperar, ou seja, o desespero; para quem sofre, a resposta chegará sempre tarde demais.

(Souza, 2012)

Fica a nossa sugestão para os auditores a leitura sobre o tema Bioética.

Após essa breve reflexão, seguem os ditames do Código de Ética:

É vedado ao médico:

Art. 41. Abreviar a vida do paciente, ainda que a pedido deste ou de seu representante legal.

> Parágrafo único. Nos casos de doença incurável e terminal, deve o médico oferecer todos os cuidados paliativos disponíveis sem empreender ações diagnósticas ou terapêuticas inúteis ou obstinadas, levando sempre em consideração a vontade expressa do paciente ou, na sua impossibilidade, a de seu representante legal.

Quanto aos métodos contraceptivos, o Art. 42 esclarece:

É vedado ao médico:

Art. 42. Desrespeitar o direito do paciente de decidir livremente sobre método contraceptivo, devendo sempre esclarecê-lo sobre indicação, segurança, reversibilidade e risco de cada método.

No Capítulo VII – RELAÇÃO ENTRE MÉDICOS, vale destacar o Art. 52, de vital importância para os auditores, que deverão ter extrema cautela para evitar invasão de conduta, salvo em caso de risco de vida do paciente.

Como mencionado, os auditores poderão solicitar, por escrito ou verbalmente, esclarecimentos para dirimir dúvidas.

É vedado ao médico:

Art. 52. Desrespeitar a prescrição ou o tratamento de paciente, determinados por outro médico, mesmo quando em função de chefia ou de auditoria, salvo em situação de indiscutível benefício para o paciente, devendo comunicar imediatamente o fato ao médico responsável.

Assim, o Capítulo XI – AUDITORIA E PERÍCIA MÉDICA determina que na função de auditor:

É vedado ao médico:

Art. 94. Intervir, quando em função de auditor, assistente técnico ou perito, nos atos profissionais de outro médico, ou fazer qualquer apreciação

Capítulo 3 O Papel do Código de Ética Médica na Auditoria

em presença do examinado, reservando suas observações para o relatório.

Art. 97. Autorizar, vetar, bem como modificar, quando na função de auditor ou de perito, procedimentos propedêuticos ou terapêuticos instituídos, salvo, no último caso, em situações de urgência, emergência ou iminente perigo de morte do paciente, comunicando, por escrito, o fato ao médico-assistente.

Desse modo, as partes ficam cientes dos limites quando estiverem em uma auditoria ou uma abordagem, seja ela verbal ou escrita, ou ainda na presença do paciente.

Continuando, complementaremos o Art. 52 com o próximo artigo, que afirma a importância da colaboração entre as partes quando coíbe a recusa do médico em oferecer informes sobre a condição clínica do paciente mediante sua autorização.

Art. 54. Deixar de fornecer a outro médico informações sobre o quadro clínico de paciente, desde que autorizado por este ou por seu representante legal.

Não poderíamos deixar de registrar a relevância do sigilo ao qual o auditor também está sujeito, uma vez que lida com dados em suas atividades diárias.

É vedado ao médico:

Art. 78. Deixar de orientar seus auxiliares e alunos a respeitar o sigilo profissional e zelar para que seja por eles mantido.

Neste contexto aproveitamos para abordar o Capítulo X – DOCUMENTOS MÉDICOS.

É vedado ao médico:

Art. 85. Permitir o manuseio e o conhecimento dos prontuários por pessoas não obrigadas ao sigilo profissional quando sob sua responsabilidade.

Discorremos sobre prontuário quando abordamos o sigilo, em páginas anteriores, portanto segue o artigo do desdobramento que corresponde ainda a documentos.

Art. 88. Negar, ao paciente, acesso a seu prontuário, deixar de lhe fornecer cópia quando solicitada, bem como deixar de lhe dar explicações necessárias à sua compreensão, salvo quando ocasionarem riscos ao próprio paciente ou a terceiros.

O paciente tem direito de ver seu prontuário, mas seus familiares somente poderão fazê-lo com o consentimento do paciente, mesmo que sejam da área médica, pois nesse caso estão na condição de parentes e não como equipe assistente.

Caso o paciente deseje a cópia do prontuário, este deverá solicitar por escrito à diretoria médica, que verificará a idoneidade dos dados do conteúdo da solicitação e providenciará a reprodução do documento.

A entrega deverá ser feita ao dono do prontuário (paciente) ou a seu representante legal e protocolada, para fins comprobatórios para a Instituição, bem como devidamente assinada.

Para finalizar, ressaltaremos no Capítulo XI – AUDITORIA E PERÍCIA MÉDICA o Art. 98 sobre a isenção do auditor e seus limites:

Art. 98. Deixar de atuar com absoluta isenção quando designado para servir como perito ou como auditor, bem como ultrapassar os limites de suas atribuições e de sua competência.

Vale lembrar que a auditoria tem como objetivo a qualidade da assistência e como consequência a redução dos custos na saúde, não sendo cabível a posição policialesca do auditor, e sim orientadora, fazendo deste um consultor na organização prestadora de serviço de saúde, que estará a cada auditoria contribuindo com o aperfeiçoamento da Instituição e garantindo ao paciente um tratamento de excelência.

Capítulo 4

A Conta Médica Hospitalar

Os homens são bons de um modo apenas,
porém são maus de muitos modos.

(Aristóteles)

No que compete à conta médica, caberá ao auditor ater-se ao confronto dos dados registrados em prontuários e à cobrança efetuada, com o intuito de identificar não conformidades de cunho técnico, cabendo a administradores e assistentes administrativos a verificação do cumprimento de itens contratuais, acordados previamente, como tabelas de preços de diárias, taxas, entre outros.

Entretanto, cabe ressaltar que preços de materiais e medicamentos que têm sua tabela específica acordada poderão ser analisados pelos auditores técnicos, caso necessário, no momento de sua auditoria com base no Brasíndice (Guia Farmacêutico) e na tabela SIMPRO (Equipamentos, materiais permanentes, reutilizáveis e descartáveis) ou equivalente definido contratualmente.

A conta deverá ser o "espelho" do atendimento dado ao paciente, oferecendo ao auditor uma ideia da assistência somada às informações obtidas na evolução médica, de enfermagem e dos demais profissionais, bem como, as prescrições e laudos de exames.

CLASSIFICAÇÃO DA CONTA

Quanto à sua classificação, poderemos ter:

Quanto à origem

A conta poderá ser de qualquer unidade que tenha atendido o paciente, ou seja, de acordo com as "portas de entrada" da Instituição, podendo ser do ambulatório, internamento ou de emergência.

Quando nos referimos a uma conta ambulatorial são as consultas, os pequenos procedimentos e os exames em geral.

A conta do internamento é a que se refere ao período de estadia do paciente que se interna por emergência ou eletivamente.

A da emergência será do atendimento pontual dado ao paciente, quando este procura a unidade por risco iminente de vida (ou pelo menos é o que deveria ser conceitualmente).

Quanto ao modelo de apresentação

Cabe ressaltar que existe um padrão obrigatório de formulários formais de representação e descrição documental, exigido pela Agência Nacional de Saúde Suplementar (ANS), padrão TISS (troca de informação em saúde suplementar), para as trocas eletrônicas de informações de dados dos beneficiários de planos, que deverão ser utilizados para o preenchimento e apresentação.

Assim, a ANS padronizou administrativamente as informações e viabilizou a análise e o acompanhamento econômico, financeiro e assistencial das operadoras de planos privados.

Desse modo, haverá guias de atendimentos ambulatoriais e de internação: guia de consulta de serviços profissionais/serviços auxiliares de diagnósticos e terapia (SADT), guia de individual (honorários pagos diretamente ao profissional, no caso de contas desvinculadas) e guias de outras despesas, em que encontraremos materiais e medicamentos, diárias e taxas, independentemente de ser parcial ou total, disponíveis para a auditoria.

O padrão é eletrônico e deveremos estar atentos às suas atualizações no *site* da ANS.

Quanto ao período

O internamento de um paciente pode ser curto ou longo; assim, o faturamento da Instituição poderá encaminhar faturas (faturar) de períodos, por exemplo, quinzenais para a fonte pagadora, o que viabilizará seu recebimento independentemente do tempo de internamento do paciente ou de sua alta.

Conta parcial

É o documento (conta) apresentado, de um período, com todos os procedimentos, os exames e os gastos referentes a um internamento, com o paciente ainda internado e sem alta médica.

Portanto, facilitará o trabalho do auditor, que poderá fazer a análise/auditoria da conta em partes, sendo possível, inclusive, ser antes de seu encaminhamento ao convênio (pré-auditoria). Para tanto, essa modalidade de auditoria dependerá do porte do convênio, da disponibilidade de equipes para tal, ou ainda em casos acordados entre as partes (hospital × fonte pagadora).

Caso não haja acordo entre as partes, a outra modalidade dessa mesma auditoria seria nas instalações da fonte pagadora.

A vantagem da pré-auditoria no hospital de forma prévia é viabilizar um consenso entre as partes antes que ocorra o faturamento, evitando, assim, glosas para a instituição.

A conta assim apresentada, por período, mesmo o paciente ainda internado, receberá a denominação de alta administrativa, pelo fato de ter sido fechada parcialmente, para efeito de faturamento, durante o internamento do paciente.

Conta final

É a versão da conta após a alta médica do paciente, na qual encontraremos todos os procedimentos, exames e gastos de um determinado tempo em que o paciente permaneceu internado.

Da mesma forma poderemos realizar a pré-auditoria otimizando o faturamento e diminuindo o trabalho posterior da fonte pagadora.

Quanto à composição

A conta é composta por:

- Dados do paciente.

- Dados do contratado solicitante.

- Dados da solicitação (procedimentos e exames).

- Dados do contratado executante.

- Dados do atendimento.

- Procedimentos realizados.

- Despesas: material, medicamento, gases, taxas diversas, diárias e aluguéis.

Caberá ao auditor verificar se as cobranças identificadas na conta tais como: procedimentos, exames, materiais e medicamentos, diárias, taxas e usos de gases estão de acordo com os registrados em prontuário.

Independentemente do modelo, o que deveremos encontrar e que caberá ao auditor analisar será:

- Unidade de atendimento: ambulatório (consulta, exames ou pequenos procedimentos), emergência ou internamento com sua modalidade de acomodação (enfermaria, quarto, apartamento, hospital-dia, isolamento, UTI adulto ou geral, UTI neonatal, UTI coronariana, UTI pediátrica, Unidade Semi-intensiva ou Unidade Intermediária) e as unidades em que se realizaram os procedimentos (Centro Cirúrgico, hospital-dia, entre outros).

- Nome do médico e/ou da equipe assistente, a especialidade e o número de registro no Conselho Regional de Medicina (CRM).

Capítulo 4 A Conta Médica Hospitalar

- Procedimentos realizados com os honorários equivalentes, conforme tabela da Associação Médica Brasileira, com o valor do coeficiente de honorário (CH), conforme acordo contratual (tabela de referência acordada).

- Diárias: quantidades referentes aos dias, indivisíveis de até 24h, em que o paciente permaneceu no hospital (conforme descrito anteriormente). Salientamos que não estarão inclusos na diária equipamentos, instrumental cirúrgico, exceto, em casos de acordos específicos, honorários e SADT.

Exemplos:

- Diária de enfermaria

- Diária de suíte

- Diária de apartamento

- Diária de berçário

- Diária de hospital-dia

- Diária de UTSI (semi-intensiva)

- Diária de Unidade Intermediária (UI)

- Diária de UTI adulto

- Diária de UTI pediátrica

- Diária de UTI neonatal

- Diária de isolamento em apartamento

- Diária de isolamento em enfermaria

- Diária de isolamento em UTI adulto

- Diária de isolamento em UTI infantil/pediátrico

- Diária de isolamento em UTI neonatal

Cabe lembrar que poderá haver diárias de 12h no caso de hospital--dia. Nos casos de unidade de emergência não haverá pernoite, devendo o paciente ser atendido e permanecer até 6h para tratamento e, em seguida, ser dada alta ou encaminhado à unidade de internamento. No caso da emergência poderemos encontrar alguma tolerância, conforme contratos celebrados entre as partes (eventualmente) quanto ao número de horas máximas de permanência.

- Lista com a descrição de todo material e medicamento utilizados, com a quantidade e o valor (preço) unitário e valor do total utilizado em todas as unidades em que o paciente permaneceu e realizou algum procedimento. Os preços deverão estar de acordo com a tabela do Brasíndice ou SIMPRO ou equivalente, conforme acordo contratual. Inclusive a descrição de órteses, prótese e material especial utilizado.

- Taxas:

  - De uso de equipamentos/aparelhos

    Exemplo de taxas de equipamentos:

    - Monitor de ritmo cardíaco

    - Oxímetro de pulso

    - Capnógrafo

    - Pressão não invasiva

    - Bomba de infusão

  - Taxa de uso de gases medicinais

    Alguns exemplos:

    - Oxigênio

    - Nitrogênio

    - Ar comprimido

    - Óxido nitroso

    - Protóxido de azoto

    - Gás carbônico

Capítulo 4 A Conta Médica Hospitalar

– Taxas de procedimentos de enfermagem: poderá ser por porte ou por procedimento realizado

Exemplos de algumas taxas de procedimentos de enfermagem:

- Administração de injeção IM
- Administração de injeção EV
- Curativos

– Taxas administrativas

Alguns exemplos:

- Taxa de troca de leito
- Taxa de registro administrativo (caso não esteja embutida na diária, contratualmente)

- Taxas de sala: serão cobradas conforme acordos contratuais, podendo estar embutidos, além dos itens inerentes à própria sala e para os quais não cabe cobrança, alguns monitores e/ou equipamentos. Podem ser ambulatoriais, da emergência ou do internamento. Poderá ser por hora de uso (duração da cirurgia), ou por porte da cirurgia, ou outra modalidade acordada em contrato.

  Alguns exemplos:

  - Taxa de sala de centro cirúrgico ou centro obstétrico
  - Taxa de RPA (recuperação pós-anestésica)
  - Taxa de sala de endoscopia
  - Taxa de sala de procedimentos ambulatoriais
  - Taxa de sala de observação em unidade de emergência

- Serviço Auxiliar de Diagnóstico e Terapia (SADT) consiste um todos os serviços de suporte para o diagnóstico e terapias aplicadas ao paciente, como exames de laboratório, de bioimagem, medicina nuclear, anatomia patológica e citologia, fisioterapia, radioterapia, entre outros.

Tomando como base o que foi cobrado na conta, caberá ao auditor analisar a existência dos laudos de exames e devidos registros das terapias em prescrições, evolução de cada profissional e também da enfermagem.

GUIA HOSPITALAR

Demonstração da conta a ser analisada de um procedimento cirúrgico de oftalmologia

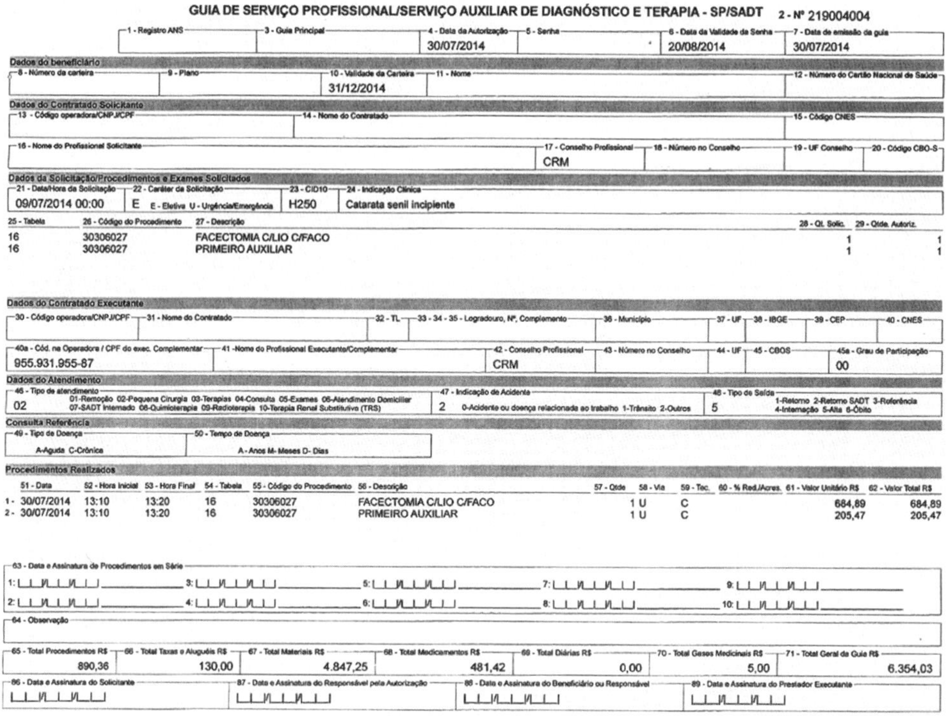

GUIA DE SERVIÇO PROFISSIONAL/SERVIÇO AUXILIAR DE DIAGNÓSTICO E TERAPIA - SP/SADT 2 - Nº 219004004

1 - Registro ANS | 3 - Guia Principal | 4 - Data da Autorização: 30/07/2014 | 5 - Senha | 6 - Data da Validade da Senha: 20/08/2014 | 7 - Data de emissão da guia: 30/07/2014

Dados do beneficiário

8 - Número da carteira | 9 - Plano | 10 - Validade da Carteira: 31/12/2014 | 11 - Nome | 12 - Número do Cartão Nacional de Saúde

Dados do Contratado Solicitante

13 - Código operadora/CNPJ/CPF | 14 - Nome do Contratado | 15 - Código CNES

16 - Nome do Profissional Solicitante | 17 - Conselho Profissional: CRM | 18 - Número no Conselho | 19 - UF Conselho | 20 - Código CBO-S

Dados da Solicitação/Procedimentos e Exames Solicitados

21 - Data/Hora da Solicitação: 09/07/2014 00:00 | 22 - Caráter da Solicitação: E (E - Eletiva U - Urgência/Emergência) | 23 - CID10: H250 | 24 - Indicação Clínica: Catarata senil incipiente

25 - Tabela	26 - Código do Procedimento	27 - Descrição	28 - Qt. Solic.	29 - Qtde. Autoriz.
16	30306027	FACECTOMIA C/LIO C/FACO	1	1
16	30306027	PRIMEIRO AUXILIAR	1	1

Dados do Contratado Executante

30 - Código operadora/CNPJ/CPF | 31 - Nome do Contratado | 32 - TL | 33 - 34 - 35 - Logradouro, Nº, Complemento | 36 - Município | 37 - UF | 38 - IBGE | 39 - CEP | 40 - CNES

40a - Cód. na Operadora / CPF do exec. Complementar: 955.931.955-87 | 41 - Nome do Profissional Executante/Complementar | 42 - Conselho Profissional: CRM | 43 - Número no Conselho | 44 - UF | 45 - CBOS | 45a - Grau de Participação: 00

Dados do Atendimento

46 - Tipo de atendimento: 02 (01-Remoção 02-Pequena Cirurgia 03-Terapias 04-Consulta 05-Exames 06-Atendimento Domiciliar 07-SADT Internado 08-Quimioterapia 09-Radioterapia 10-Terapia Renal Substitutiva (TRS))

47 - Indicação de Acidente: 2 (0-Acidente ou doença relacionada ao trabalho 1-Trânsito 2-Outros)

48 - Tipo de Saída: 5 (1-Retorno 2-Retorno SADT 3-Referência 4-Internação 5-Alta 6-Óbito)

Consulta Referência

49 - Tipo de Doença (A-Aguda C-Crônica) | 50 - Tempo de Doença (A - Anos M- Meses D- Dias)

Procedimentos Realizados

	51 - Data	52 - Hora Inicial	53 - Hora Final	54 - Tabela	55 - Código do Procedimento	56 - Descrição	57 - Qtde	58 - Via	59 - Tec.	60 - % Red./Acres.	61 - Valor Unitário R$	62 - Valor Total R$
1 -	30/07/2014	13:10	13:20	16	30306027	FACECTOMIA C/LIO C/FACO	1	U	C		684,89	684,89
2 -	30/07/2014	13:10	13:20	16	30306027	PRIMEIRO AUXILIAR	1	U	C		205,47	205,47

63 - Data e Assinatura de Procedimentos em Série

1: __/__/__ 3: __/__/__ 5: __/__/__ 7: __/__/__ 9: __/__/__

2: __/__/__ 4: __/__/__ 6: __/__/__ 8: __/__/__ 10: __/__/__

64 - Observação

65 - Total Procedimentos R$	66 - Total Taxas e Aluguéis R$	67 - Total Materiais R$	68 - Total Medicamentos R$	69 - Total Diárias R$	70 - Total Gases Medicinais R$	71 - Total Geral da Guia R$
890,36	130,00	4.847,25	481,42	0,00	5,00	6.354,03

86 - Data e Assinatura do Solicitante | 87 - Data e Assinatura do Responsável pela Autorização | 88 - Data e Assinatura do Beneficiário ou Responsável | 89 - Data e Assinatura do Prestador Executante

Figura 13 Folha de rosto de uma conta hospitalar de procedimento cirúrgico.

Capítulo 4 A Conta Médica Hospitalar

OPM Solicitados

72 - Tabela	73 - Código OPM	74 - Descrição OPM	75 - Quantidade	76 - Fabricante OPM	77 - Valor R$
19	0000138317	LENTE INTRA-OCULAR	1		3.118,07

OPM Utilizados

78 - Tabela	79 - Código OPM	80 - Descrição OPM	81 - Quantidade	82 - Código de Barra	83 - Valor Unit R$	84 - Valor R$
19	0000138317	LENTE INTRA-OCULAR	1		3.118,07	3.118,07

85 - Total OPM R$
3.118,07

Figura 14 Folha da conta com cobrança da OPM (órtese, prótese e material especial).

GUIA DE OUTRAS DESPESAS

1 - Registro ANS   2 - N°. da Guia Referenciada

Dados do Contratado

3 - Código na Operadora/CNPJ/CPF   4 - Nome do Contratado   5 - Código CNES

Código de Despesas Realizadas CD = 1 - Gases Medicinais, 2 - Medicamentos, 3 - Materiais, 4 - Taxas Diversas, 5 - Diárias, 6 - Aluguéis

6 - CD	7 - Data	8 - Hora Inicial	9 - Hora Final	10 - Tabela	11 - Código do Item	12 - Qtde.	13 - % Red. / Acres.	14 - Valor Unitário - R$	15 - Valor Total - R$
1- 1	30/07/2014	13:10	13:20	18	61414557	1		5,00	5,00
16 - Descrição: OXIGENIO 5 LITROS (P/HORA)									
2- 2	30/07/2014	13:10	13:20	20	0000000246	1		7,90	7,90
16 - Descrição: ATROPINA 1% 5ML									
3- 2	30/07/2014	13:10	13:20	20	0000000939	1		8,96	8,96
16 - Descrição: FENILEFRINA 5ML 10%									
4- 2	30/07/2014	13:10	13:20	20	0000001498	1		12,67	12,67
16 - Descrição: MYDRIACYL 1% 5ML									
5- 2	30/07/2014	13:10	13:20	20	0000002965	1		10,38	10,38
16 - Descrição: ACULAR 1ML COLIRIO									
6- 2	30/07/2014	13:10	13:20	20	0000003800	1		7,14	7,14
16 - Descrição: CLONIDIN 150 MCG/ML 1ML									
7- 2	30/07/2014	13:10	13:20	20	0000004902	1		0,74	0,74
16 - Descrição: ADREN 1ML AMPOLA									
8- 2	30/07/2014	13:10	13:20	20	0000004908	2		0,73	1,46
16 - Descrição: AGUA DESTILADA 10 ML									
9- 2	30/07/2014	13:10	13:20	20	0000013877	1		17,56	17,56
16 - Descrição: OXINEST 10 ML									
10- 2	30/07/2014	13:10	13:20	20	0000015690	1		29,27	29,27
16 - Descrição: VIGAMOX 5 ML									
11- 2	30/07/2014	13:10	13:20	20	0000018807	1		134,28	134,28
16 - Descrição: VISTAGEL - HPMC 2% - 2,5 ML									
12- 2	30/07/2014	13:10	13:20	20	0000023653	1		135,58	135,58
16 - Descrição: BSS FRASCO 500 ML DESC 5111									
13- 2	30/07/2014	13:10	13:20	20	0000028771	1		18,60	18,60
16 - Descrição: XYLESTESIN 2% GEL SERINGA 10 ML									

17 - Total de Gases Medicinais R$	18 - Total de Medicamentos R$	19 - Total de Materiais R$	20 - Total de Taxas Diversas R$	21 - Total de Diárias R$	22 - Total de Aluguéis R$	23 - Total Geral R$
5,00	384,54	0,00	0,00	0,00	0,00	2.345,60

Figura 15 Folha demonstrativa dos gastos do procedimento cirúrgico.

Manual de Auditoria de Contas Médicas

GUIA DE OUTRAS DESPESAS

— 1 - Registro ANS — 2 - Nº. da Guia Referenciada

Dados do Contratado
3 - Código na Operadora/CNPJ/CPF — 4 - Nome do Contratado — 5 - Código CNES

Código de Despesas Realizadas CD = 1 - Gases Medicinais, 2 - Medicamentos, 3 - Materiais, 4 - Taxas Diversas, 5 - Diárias, 6 - Aluguéis

6 - CD	7 - Data	8 - Hora Inicial	9 - Hora Final	10 - Tabela	11 - Código do Item	12 - Qtde.	13 - % Red. / Acres.	14 - Valor Unitário - R$	15 - Valor Total - R$
14- 2	30/07/2014	13:10	13:20	20	0000028863	1		3,53	3,53
	16 - Descrição: FENTANEST 0,05MG 2ML								
15- 2	30/07/2014	13:10	13:20	20	0000029274	1		5,84	5,84
	16 - Descrição: SORO FISIOLOGICO 0,9% 100ML - SISTEMA FECHADO								
16- 2	30/07/2014	13:10	13:20	20	0000030713	1		7,19	7,19
	16 - Descrição: DORMONID INJETAVEL 5MG								
17- 2	30/07/2014	13:10	13:20	20	0000042282	1		29,57	29,57
	16 - Descrição: AZUL DE TRYPAN 1FA 1ML								
18- 2	30/07/2014	13:10	13:20	20	0088888882	1		50,75	50,75
	16 - Descrição: IODO POVIDONA /COLIRIO 5% FR 10ML								
19- 3	30/07/2014	13:10	13:20	19	0000015791	3		1,24	3,72
	16 - Descrição: SERINGA S/AG. 03 ML LUER-LOK								
20- 3	30/07/2014	13:10	13:20	19	0000015793	3		1,55	4,65
	16 - Descrição: SERINGA S/AG. 05 ML LUER-LOK								
21- 3	30/07/2014	13:10	13:20	19	0000015796	3		1,92	5,76
	16 - Descrição: SERINGA S/AG. 10ML LUER-LOK								
22- 3	30/07/2014	13:10	13:20	19	0000018482	1		5,38	5,38
	16 - Descrição: COMPRESSA 7,5X7,5CM 11 FIOS ESTERIL C/ 10 UND. OXIDO DE ETILENO								
23- 3	30/07/2014	13:10	13:20	19	0000038963	1		104,28	104,28
	16 - Descrição: BISTURI SHARPOINT ANGULADO 2,75MM BISEL P/CIMA DESC								
24- 3	30/07/2014	13:10	13:20	19	0000054974	1		69,21	69,21
	16 - Descrição: CARTUCHO P/MONARCH II - C - THIN PARA ACRYSOF SINGLE PIECE								
25- 3	30/07/2014	13:10	13:20	19	0000071615	1		1,71	1,71
	16 - Descrição: POVIDINE DEGERMANTE 100 ML								
26- 3	30/07/2014	13:10	13:20	19	0000084239	1		1.177,00	1.177,00
	16 - Descrição: FMS SIST.FLUIDICA PONT.ABS.0.9MM 30 RETA								

17 - Total de Gases Medicinais R$	18 - Total de Medicamentos R$	19 - Total de Materiais R$	20 - Total de Taxas Diversas R$	21 - Total de Diárias R$	22 - Total de Aluguéis R$	23 - Total Geral R$
0,00	96,88	1.371,71	0,00	0,00	0,00	2.345,60

Figura 16 Folha demonstrativa dos gastos do procedimento cirúrgico.

GUIA DE OUTRAS DESPESAS

— 1 - Registro ANS — 2 - Nº. da Guia Referenciada

Dados do Contratado
3 - Código na Operadora/CNPJ/CPF — 4 - Nome do Contratado — 5 - Código CNES

Código de Despesas Realizadas CD = 1 - Gases Medicinais, 2 - Medicamentos, 3 - Materiais, 4 - Taxas Diversas, 5 - Diárias, 6 - Aluguéis

6 - CD	7 - Data	8 - Hora Inicial	9 - Hora Final	10 - Tabela	11 - Código do Item	12 - Qtde.	13 - % Red. / Acres.	14 - Valor Unitário - R$	15 - Valor Total - R$
27- 3	30/07/2014	13:10	13:20	19	0000094271	4		1,11	4,44
	16 - Descrição: SAPATILHA DESCARTAVEL								
28- 3	30/07/2014	13:10	13:20	19	0000095033	3		0,66	1,98
	16 - Descrição: MASCARA DESCARTAVEL BRANCA C/TIRA								
29- 3	30/07/2014	13:10	13:20	19	0000100276	2		0,53	1,06
	16 - Descrição: LUVA LATEX PARA PROCEDIMENTO								
30- 3	30/07/2014	13:10	13:20	19	0000114553	4		0,40	1,60
	16 - Descrição: TOUCA DESCARTAVEL								
31- 3	30/07/2014	13:10	13:20	19	0000146597	1		17,14	17,14
	16 - Descrição: CAMPO MESA OPERATORIO								
32- 3	30/07/2014	13:10	13:20	19	0000146598	1		17,14	17,14
	16 - Descrição: CAMPO CATARATA C/ADESIVO/BAG								
33- 3	30/07/2014	13:10	13:20	19	0000179031	1		184,93	184,93
	16 - Descrição: BISTURI LASEREDGE 15° DESC								
34- 3	30/07/2014	13:10	13:20	19	0000185142	1		26,32	26,32
	16 - Descrição: CANULA 25GA P/HIDRODISSECÇÃO DESC.								
35- 3	30/07/2014	13:10	13:20	19	0000770025	3		1,06	3,18
	16 - Descrição: AGULHA 13X4,5 S/AG. DESCARTAVEL								
36- 3	30/07/2014	13:10	13:20	19	0000770029	3		1,06	3,18
	16 - Descrição: AGULHA HIPODERMICA 25X7								
37- 3	30/07/2014	13:10	13:20	19	0000770037	3		1,06	3,18
	16 - Descrição: AGULHA HIPODERMICA 30X8								
38- 3	30/07/2014	13:10	13:20	19	0000770264	1		20,73	20,73
	16 - Descrição: CATETER PERIFERICO POLIURETANO								
39- 3	30/07/2014	13:10	13:20	19	0003245037	1		57,91	57,91
	16 - Descrição: EQUIPO P/INFUSÃO SOLUÇÃO C/INJ. LATERAL CAMARA FLEXIVEL 210.109								

17 - Total de Gases Medicinais R$	18 - Total de Medicamentos R$	19 - Total de Materiais R$	20 - Total de Taxas Diversas R$	21 - Total de Diárias R$	22 - Total de Aluguéis R$	23 - Total Geral R$
0,00	0,00	342,79	0,00	0,00	0,00	2.345,60

Figura 17 Folha demonstrativa dos gastos do procedimento cirúrgico.

Capítulo 4 A Conta Médica Hospitalar

GUIA DE OUTRAS DESPESAS

1 - Registro ANS   2 - N°. da Guia Referenciada

Dados do Contratado
3 - Código na Operadora/CNPJ/CPF   4 - Nome do Contratado   5 - Código CNES

Código de Despesas Realizadas CD = 1 - Gases Medicinais, 2 - Medicamentos, 3 - Materiais, 4 - Taxas Diversas, 5 - Diárias, 6 - Aluguéis

6 - CD	7 - Data	8 - Hora Inicial	9 - Hora Final	10 - Tabela	11 - Código do Item	12 - Qtde.	13 - % Red. / Acres.	14 - Valor Unitário - R$	15 - Valor Total - R$
40- 3	30/07/2014	13:10	13:20	19	0005195049	2		2,64	5,28
16 - Descrição: LUVA CIRURGICA ESTERIL			(PAR)						
41- 3	30/07/2014	13:10	13:20	19	0007520015	1		0,60	0,60
16 - Descrição: FITA HIPOALERGENICA			25MMX10MT 30CM						
42- 3	30/07/2014	13:10	13:20	19	0007520029	1		8,80	8,80
16 - Descrição: CURATIVO TRANSPARENTE			6,0CMX7,0CM						
43- 4	30/07/2014	13:10	13:20	18	61210358	1		105,00	105,00
16 - Descrição: TAXA DE SALA CIRURGIA PORTE 5									
44- 4	30/07/2014	13:10	13:20	18	61412856	1		25,00	25,00
16 - Descrição: TAXA DE USO MICROSCOPIO									

17 - Total de Gases Medicinais R$	18 - Total de Medicamentos R$	19 - Total de Materiais R$	20 - Total de Taxas Diversas R$	21 - Total de Diárias R$	22 - Total de Aluguéis R$	23 - Total Geral R$
0,00	0,00	14,68	130,00	0,00	0,00	2.345,60

Figura 18 Folha demonstrativa dos gastos do procedimento cirúrgico.

Capítulo 5

Auditoria em Materiais

Não há regra sem exceção.

(Miguel de Cervantes)

Os materiais são o outro foco da auditoria até porque são utilizados em grande escala no atendimento ao paciente, e podemos dizer que podem até se tornar de alto custo dependendo do material e da quantidade em que são usados.

Basta imaginarmos os gastos de materiais em uma Unidade de Terapia Intensiva com inúmeros equipos, muitos com valores altos, torneirinhas e rampas com seus respectivo protocolo de troca. Sim, estamos falando dos materiais descartáveis e que sempre estão presente nas contas.

MATERIAIS DESCARTÁVEIS*

Os materiais descartáveis são imprescindíveis, e o auditor deve estar atento à sua utilização, bem como conhecê-los será de vital importância. O que não souber, procurar perguntar, falar com o representante ou com o hospital; deverá estar atualizado nos lançamentos e seu custo-benefício.

---

*Material descartável é todo produto para uso médico-hospitalar, apirogênico e estéril, de uso único.

Dominar sua indicação de uso cabe a um auditor e sua respectiva legislação no que compete ao seu reuso se for o caso.

Estes poderão ser apresentados como *kits*, muito comum atualmente, pois auxiliam na dispensação e na cobrança. Por exemplo:

- *Kit* de aplicação de injeção intramuscular:

  - 1 seringa 10mL (as seringas poderão ser com agulhas).

  - 1 agulha 30 × 7.

  - 1 agulha 40 × 8.

  - 1 algodão bola.

  - 5mL de álcool a 70%.

  - Luva de procedimento descartável.

  - 5cm de fita adesiva.

Cabe ressaltar que temos legislações específicas como, por exemplo, a RDC 154/2004 (regulamento técnico para o funcionamento dos serviços de diálise), que indicará o número de vezes que os dialisadores e as linhas arteriais e venosas poderão ser utilizados até 12 vezes, para o mesmo paciente ou quando utilizado o reprocessamento manual e 20 vezes para processamento automático. É vedado o reuso em portadores de hepatite B, hepatite C (tratado ou não) e HIV.

Só poderão ser reutilizados dialisadores com membrana biocompatível e passível de reuso.

Padronização de material

O auditor deverá conhecer a padronização dos materiais da instituição que estamos auditando, o que muito auxiliará o auditor, pois se trata de uma forma de racionalização de itens e evita o uso de vários itens para a mesma finalidade, além de facilitar a identificação mediante descrição (nomenclatura) mais próxima das tabelas de preço.

Deveremos encontrar esse trabalho apresentado pelas instituições que prezam pela qualidade e boas práticas.

Materias reutilizáveis

Os materiais que têm sua reutilização autorizada, já que se trata de material descartável, ou seja, de uso único, deverão constar na lista do Ministério da Saúde.

A seguir, são abordados os conceitos segundo a ANVISA.

Reesterilização

Processamento de produto previamente esterilizado, mas não utilizado, em razão de vencimento do prazo de validade da esterilização.

Reprocessamento

Quando realizados limpeza, desinfecção, esterilização, preparo, embalagem, rotulagem e controle de qualidade de material previamente utilizado.

Reutilização (reuso)

Utilização de produto após seu reprocessamento.

O auditor deve estar sempre atento a legislação vigente e suas atualizações, portanto, o *site* da ANVISA é uma fonte de informação valioso.

Vejamos a resolução que se refere a esta temática.

RESOLUÇÃO – RE 2605, DE 11 DE AGOSTO DE 2006

O Diretor-Presidente da Agência Nacional de Vigilância Sanitária, no uso das atribuições que lhe confere o inciso XI, do Art. 13, do Regulamento aprovado pelo Decreto nº 3.029, de 16 de abril de 1999, considerando o disposto no inciso II do artigo 8º da Resolução RDC/ANVISA nº 156, de 11 de agosto de 2006;

Considerando a necessidade de indicar os produtos que no estágio atual de conhecimento não devem ser reprocessados, e

Considerando que a matéria foi submetida à apreciação da Diretoria Colegiada, que a aprovou em reunião realizada em 7 de agosto de 2006, Resolve:

Art. 1º. Estabelecer a lista de produtos médicos enquadrados como de uso único proibidos de ser reprocessados, que constam no anexo desta Resolução.

Art. 2º. Revoga-se a Resolução RE/ANVISA nº 515, de 15 de fevereiro de 2006.

Art. 3º. Esta Resolução entra em vigor na data de sua publicação.

Dirceu Raposo de Mello

ANEXO

Lista de produtos médicos enquadrados como de uso único proibidos de ser reprocessados

1. Agulhas com componentes, plásticos não desmontáveis
2. Aventais descartáveis
3. Bisturi para laparoscopia com fonte geradora de energia, para corte ou coagulação com aspiração e irrigação
4. Bisturis descartáveis com lâmina fixa ao cabo (funcionalidade)
5. Bolsa coletora de espécimes cirúrgicos
6. Bolsas de sangue
7. Bomba centrífuga de sangue
8. Bomba de infusão implantável
9. Campos cirúrgicos descartáveis
10. Cânulas para perfusão, exceto as cânulas aramadas
11. Cateter de balão intra-aórtico
12. Cateter epidural
13. Cateter para embolectomia, tipo Fogarty
14. Cateter para oxigênio
15. Cateter para medida de débito por termodiluição

16. Cateter duplo J, para ureter

17. Cateteres de diálise peritoneal de curta e longa permanências

18. Cateteres e válvulas para derivação ventricular

19. Cateteres para infusão venosa com lúmen único, duplo ou triplo

20. Cobertura descartável para mesa de instrumental cirúrgico

21. Coletores de urina de drenagens, aberta ou fechada

22. Compressas cirúrgicas descartáveis

23. Conjuntos de tubos para uso em circulação extracorpórea

24. Dique de borracha para uso odontológico

25. Dispositivo para infusão vascular periférica ou aspiração venosa

26. Dispositivo linear ou circular, não desmontável, para sutura mecânica

27. Drenos em geral

28. Embalagens descartáveis para esterilização de qualquer natureza

29. Equipos descartáveis de qualquer natureza, exceto as linhas de diálise, de irrigação e aspiração oftalmológicas

30. Esponjas oftalmológicas

31. Expansores de pele com válvula

32. Extensões para eletrodos implantáveis

33. Equipos para bombas de infusão peristálticas e de seringas

34. Extensores para equipos com ou sem dispositivo para administração de medicamentos

35. Filtros de linha para sangue arterial

36. Filtros para cardioplegia

37. Filtros endovasculares

38. Fios de sutura cirúrgica: fibra, natural, sintético ou colágeno, com ou sem agulha

39. Geradores de pulso, implantáveis

40. Hemoconcentradores

41. Injetores valvulados (para injeção de medicamentos, sem agulha metálica)

42. Lâmina de Shaiver com diâmetro interno menor que 3mm

43. Lâminas descartáveis de bisturi, exceto as de uso oftalmológico

44. Lancetas de hemoglicoteste

45. Lentes de contato descartáveis

46. Luvas cirúrgicas

47. Luvas de procedimento

48. Óleos de silicone oftalmológico e soluções viscoelásticas oftalmológicas

49. Oxigenador de bolhas

50. Oxigenador de membrana

51. Pinças e tesouras não desmontáveis de qualquer diâmetro para cirurgia videoassistida laparoscópica

52. Produtos implantáveis de qualquer natureza como: cardíaca, digestiva, neurológica, odontológica, oftalmológica, ortopédica, otorrinolaringológica, pulmonar, urológica e vascular

53. *Punch* cardíaco plástico

54. Reservatórios venosos para cirurgia cardíaca de cardioplegia e de cardiotomia

55. Sensor de débito cardíaco

56. Sensores de pressão intracraniana

57. Seringas plásticas exceto de bomba injetora de contraste radiológico

58. Sondas de aspiração

59. Sondas gástricas e nasogástricas, exceto as do tipo *fouché*

60. Sondas retais

61. Sondas uretrais e vesicais, exceto uso em urodinâmica

62. Sugador cirúrgico plástico para uso em odontologia

63. Registro multivias de plástico, exceto os múltiplos, tipo Manifold

64. Cúpulas isoladas para transdutores de pressão sanguínea

65. Trocater não desmontável com válvula de qualquer diâmetro

66. Tubo de coleta de sangue.

Vale lembrar a importância das legislações específicas como, por exemplo, a RDC 154/2004, que indicará o número de vezes que os dialisadores e as linhas arteriais e venosas poderão ser reprocessadas:

5.5. (...) Até 20 (vinte) vezes, quando utilizado reprocessamento automático em máquinas registradas na ANVISA.

5.5.1. Só podem ser reutilizados dialisadores que apresentem capilares construídos com membrana biocompatível.

5.5.2. O reuso de dialisadores e das linhas arteriais e venosas não é permitido para os pacientes portadores de HIV.

5.5.3. Para fins de controle do reuso e descarte, dialisadores e linhas arteriais e venosas devem ser tratados como um único conjunto (linhas e dialisador) (...).

Portanto, o auditor deve estar atento a laudos de exames e registros do médico e da enfermagem.

Os protocolos de trocas de equipo deverão estar em conformidade com a padronização da Comissão de Controle de Infecção Hospitalar (CCIH), que geralmente orienta a cada 24h.

ÓRTESE E PRÓTESE

Muito debatido, esse item é polêmico, a começar por seu conceito que ainda não é de domínio de todos. Portanto, a seguir, cada um deles será abordado.

Órtese

É um apoio ou dispositivo externo provisório ou permanente utilizado para corrigir, alinhar ou regular determinadas partes do corpo.

Exemplo: Aparelho ortodôntico – usado para a correção da arcada dentária.

Prótese

É um aparelho ou dispositivo provisório ou permanente que substitui a função de um membro ou órgão.

Exemplo: Prótese dentária (dentadura) – substitui os dentes.

Obviamente nos referenciamos a exemplos simples como método mnemônico para aplicação em situações futuras.

O auditor deverá estar atualizado quanto a Resolução que atualiza o rol de procedimentos e eventos em saúde que determina quais as órteses e próteses que estão relacionadas a cada procedimento e portanto deverão ser cobertas.

Nesse caso, cabem a Resolução Normativa (RN) 211/2010 (vigente a partir de 21 de dezembro de 2012), que atualiza o Rol de Procedimentos e Eventos em Saúde, a referência básica para cobertura assistencial mínima nos planos privados de assistência à saúde, contratados a partir de 1º de janeiro de 1999, fixa as diretrizes de atenção à saúde e dá outras providências, e a RN 262/2011 e suas eventuais atualizações.

RESOLUÇÃO NORMATIVA 262, DE 1 DE AGOSTO DE 2011

Atualiza o Rol de Procedimentos e Eventos em Saúde previstos na RN nº 211, de 11 de janeiro de 2010.

A Diretoria Colegiada da Agência Nacional de Saúde Suplementar – ANS, em vista do que dispõe o § 4º do artigo 10 da Lei 9.656, de 3

Capítulo 5 Auditoria em Materiais

de junho de 1998, o inciso III do artigo 4º e o inciso II do artigo 10, ambos da Lei 9.961, de 28 de janeiro de 2000, a alínea "a" do inciso II do artigo 86 da Resolução Normativa – RN – 197, de 16 de julho de 2009, em reunião realizada em 30 de junho de 2011, adotou a seguinte Resolução Normativa, e eu, Diretor-Presidente, determino a sua publicação.

Art. 1. A presente Resolução Normativa – RN atualiza o Rol de Procedimentos e Eventos em Saúde previstos na RN nº 211, de 11 de janeiro de 2010.

Art. 2. Os seguintes dispositivos da Resolução Normativa – RN nº 211, de 2010, passam a vigorar com a seguinte redação:

Art. 1. Esta Resolução atualiza o Rol de Procedimentos e Eventos em Saúde, que constitui a referência básica para cobertura mínima obrigatória da atenção à saúde nos planos privados de assistência a saúde, contratados a partir de 1º de janeiro de 1999, e naqueles adaptados conforme a Lei nº 9.656, de 3 de junho de 1998.

Parágrafo único. Atualiza-se também o Rol de Procedimentos e Eventos em Saúde de Alta Complexidade – PAC, definido, para fins de cobertura, como procedimentos extraídos do Rol de Procedimentos e Eventos em Saúde, identificado no Anexo I, que pode ser objeto de cobertura parcial temporária – CPT nos casos de doenças e lesões preexistentes – DLP, conforme o disposto em Resolução específica. (NR)

Art. 2. Esta Resolução é composta por três Anexos:

I – o Anexo I lista os procedimentos e eventos de cobertura mínima obrigatória, respeitando-se a segmentação contratada;

II – o Anexo II apresenta as Diretrizes de Utilização – DUT; e

III – o Anexo III apresenta as Diretrizes Clínicas – DC que definirão critérios para a obrigatoriedade de cobertura de alguns procedimentos listados no Anexo I. (NR)

Art. 16. (...)

§ 2º Prótese é entendida como qualquer material permanente ou transitório que substitua total ou parcialmente um membro, órgão ou tecido.

§ 3º Órtese é entendida como qualquer material permanente ou transitório que auxilie as funções de um membro, órgão ou tecido, sendo não ligados ao ato cirúrgico os materiais cuja colocação ou remoção não requeiram a realização de ato cirúrgico.

§ 4º A classificação dos diversos materiais utilizados pela medicina no país como órteses ou próteses deverá seguir lista a ser disponibilizada e atualizada periodicamente no endereço eletrônico da ANS na Internet (www.ans.gov.br). (NR)

Art. 18. (...)

VI – cobertura de órteses e próteses ligadas aos atos cirúrgicos listados nos Anexos desta Resolução;

VIII – cobertura dos procedimentos cirúrgicos buco-maxilo-faciais listados nos Anexos desta Resolução, para a segmentação hospitalar, conforme disposto no artigo 4º desta Resolução Normativa, incluindo a solicitação de exames complementares e o fornecimento de medicamentos, anestésicos, gases medicinais, transfusões, assistência de enfermagem, alimentação, órteses, próteses e demais materiais ligados ao ato cirúrgicos, utilizados durante o período de internação hospitalar.

A partir do conhecimento da legislação específica e da atualização técnica quanto ao uso das órteses e próteses o auditor terá toda a condição para realizar sua auditoria.

Material especial

Quanto ao material especial, teremos ainda a RN 211/2010 complementada pela RN 262/2011 com seus respectivos anexos e análise técnica para cada caso.

Art.18. (...)

X – cobertura obrigatória para os seguintes procedimentos considerados especiais cuja necessidade esteja relacionada à continuidade da assistência prestada em nível de internação hospitalar:

§ 2º (...)

I – cabe ao médico ou cirurgião dentista assistente a prerrogativa de determinar as características (tipo, matéria-prima e dimensões) das órteses, próteses e materiais especiais – OPME necessários à execução dos procedimentos contidos nos Anexos desta Resolução Normativa;

...

III – em caso de divergência clínica entre o profissional requisitante e a operadora, a decisão caberá a um profissional escolhido de comum acordo entre as partes, com as despesas arcadas pela operadora.

Lembramos ainda que cabe ao auditor verificar se o material tem registro na ANVISA.

Material de alto custo

Material de alto custo é todo aquele que não se enquadra em órtese e prótese, porém tem um valor financeiro elevado.

Vale destacar que, se avaliarmos, em muitos casos de internações de longas permanências em UTI e a depender do grau de cuidados ao paciente, até um equipo de bomba de infusão somado a outros materiais descartáveis poderão ser considerados de alto custo no cômputo geral.

Para tanto, chamamos a atenção não apenas para um único material de alto custo, mas para todo o conjunto de materiais em internações extensas e de tratamento complexo.

Capítulo 6

Auditoria de Medicamentos

Que teu alimento seja teu medicamento.

(Hipócrates)

A auditoria de medicamentos, de forma soberana, está atrelada à prescrição médica e à checagem de enfermagem, de modo que o que foi prescrito e administrado ao paciente, e estiver devidamente cobrado na conta, deverá ser pago.

A grande controvérsia se refere a checagens indecifráveis, ou sem identificação, ou ainda sem convalidação pela enfermeira responsável pela unidade ou plantão.

A outra questão envolvida é referente ao uso de medicamentos genéricos ou de marca. Isso também poderá ser negociado, mas a busca da auditoria sempre será pelo custo-benefício; para tanto, caberá ao auditor analisar essa relação.

Rasuras também não são bem vistas, já que se trata de um assunto de extrema seriedade, além de estarmos falando de um documento médico componente do prontuário, que tem, inclusive, valor legal.

Vale acrescentar que os registros na evolução de enfermagem são valiosos, mas a soberania da prescrição médica não pode ser rejeitada. Claro que a checagem da enfermagem é o que definitivamente validará a administração do medicamento ao paciente, bem como situações adversas sobre a sua não administração, o que deverá estar registrado na própria prescrição ou evolução de enfermagem.

O auditor identificará a dosagem e o aprazamento para saber quantas ampolas ou frascos do medicamento deverão estar cobrados na conta e se o cobrado está de acordo com o prontuário.

Caso tenha dúvida sobre a apresentação do medicamento (ampola com 2mL, 5mL, quantos miligramas em cada ampola etc.), o auditor poderá recorrer ao Dicionário de Especialidades Farmacêuticas (DEF), ou ainda se valer de informações sobre a forma de apresentação que o hospital compra.

Outra questão que sempre traz dificuldades é o uso de medicamentos de alto custo, importados ou de uso unicamente para determinada patologia e/ou paciente que, ao final de um internamento, acaba utilizando poucos comprimidos de uma caixa de 100, por exemplo.

Nessa situação temos as mais variadas sugestões: desde cobrar por unidade e entregar o restante ao paciente ou até mesmo cobrar por cartela (quando é possível).

Nesses casos devemos ter o cuidado de lembrar das legislações vigentes e também o risco que o paciente pode correr caso leve para casa o restante do medicamento, que geralmente não é de utilização usual e sim bem específica para a situação que gerou a internação.

Da mesma forma, a instituição deverá preocupar-se em identificar a real necessidade para seu uso, o que não duvido que ocorra, mas sobretudo ter a cautela de elaborar relatórios e fundamentações em prontuário (registro do raciocínio médico, laudos de exames) para atestar a ausência de alternativas e resposta do paciente com medicações anteriores, o que levaria a lançar mão de medicamentos de alto custo.

É de suma importância uma padronização de medicamento no hospital tanto interna como externamente nos casos de auditoria. Além de ser de extrema valia no processo terapêutico.

PADRONIZAÇÃO DE MEDICAMENTOS

A comissão de farmácia e terapêutica selecionará por sua relevância, para o tratamento da saúde pública, evidências de eficácia, segurança e custo-efetividade favorável comparativamente.

O perfil epidemiológico e clínico institucional, os dados estatísticos e um trabalho fundamentado na Medicina Baseada em Evidências auxiliarão na padronização dos medicamentos, viabilizando, assim como a padronização dos materiais, os ajustes adequados e de acordo com a especificidade do atendimento do paciente daquela organização.

Esse trabalho auxiliará consideravelmente o auditor quanto à linha de raciocínio no processo de tomada de decisão pelo médico, que será fundamentada pelo valor terapêutico comprovado, registro do medicamento baseado na legislação vigente, menor custo com maior eficácia.

Capítulo 7

Auditoria de Procedimentos Médicos

Creia em si, mas não duvide sempre dos outros.

(Machado de Assis)

A auditoria irá basear-se em registros dos procedimentos em prontuário, evolução médica e formulários de cobrança.

Cabe ainda salientar que relatórios serão obrigatórios para procedimentos que eventualmente sejam necessários e não estejam previamente autorizados e para prorrogações de internamento do paciente.

Quanto ao prontuário, deverão estar devidamente registrados e assinados nos respectivos formulários constantes do mesmo, tais como:

- Folha de procedimento de sala de cirurgia.
- Folha de procedimento anestésico.
- Laudos de exames, quando for o caso de serem procedimentos realizados por médicos.

TABELAS DE HONORÁRIOS MÉDICOS

Os honorários médicos deverão estar de acordo com a tabela da Associação Médica Brasileira (AMB) para contratos com essa negociação (ver versão negociada) e com a Classificação Brasileira Hierarquizada de Procedimentos Médicos (CBHPM), em vigor, e devidamente acordadas em contrato entre as partes.

Na tabela mais atual, a CBHPM, há as seguintes orientações de acordo com a AMB:

- Procedimentos gerais.
- Procedimentos clínicos.
- Procedimentos cirúrgicos e invasivos.
- Procedimentos diagnósticos e terapêuticos.

A cobrança dos honorários médicos é valorada pelos portes indicados na tabela que se referem à complexidade do procedimento e está agrupada em 14 portes e três subportes (A, B e C). Temos ainda oito portes anestésicos que se inter-relacionam com os demais portes (procedimentos).

Os portes também indicam o tempo de permanência no hospital – 10 dias após o ato cirúrgico, tendo tratamento ambulatorial após decorrido este tempo, ou por visitas hospitalares conforme indicadas nesta tabela.

Encontraremos portes diferenciados para procedimentos por vídeo, porém com a mesma linha de raciocínio, com exceções conforme a tabela.

As vias de acesso serão indicadas pelo porte cirúrgico do procedimento principal, quando neste for necessário acessar mais de um órgão ou regiões durante a mesma cirurgia, acrescidos 50% aos outros procedimentos médicos.

Quando houver mais de uma via de acesso, essa deverá ter sua cobrança a partir do procedimento principal, sendo este 100% do valor e os demais 70% do porte do principal, cabendo ainda o mesmo raciocínio para as cirurgias bilaterais.

Quando houver procedimentos complementares, deveremos efetuar a soma dos dois ao ato principal. Cabe ainda lembrar que em casos de cirurgias em crianças com peso inferior a 2.500g poderemos acrescer 100% ao porte do procedimento realizado.

Os honorários dos auxiliares de cirurgia deverão ser:

- 1º auxiliar – 30% do porte do procedimento principal.

- 2º auxiliar – 20% do porte do procedimento principal.

- 3º auxiliar – 20% do porte do procedimento principal.

- 4º auxiliar – 20% do porte do procedimento principal.

Quanto ao número de auxiliares, o maior porte será o mandatário para o cálculo em procedimentos múltiplos em um único ato e os honorários, a soma de todos os procedimentos realizados.

Aos procedimentos de urgência e emergência – período entre 19h e 7h, fins de semana e feriados – deverão ser acrescidos 30% no porte, tendo este sido realizado total ou parcialmente nesse período determinado, ou que tenha sua realização na maior parte deste tempo.

Para os procedimentos que não estão nas tabelas existentes, seja por avanço tecnológico ou por inovação da prestadora de serviço, cabe à instituição elaborar uma tabela própria e negociar com as fontes pagadoras, sendo importante o conhecimento desta pelo auditor.

PROTOCOLOS MÉDICOS

Os protocolos vêm sendo cada vez mais valorizados como meio de garantir ao paciente uma terapia com bases diagnósticas embasadas em critérios técnicos e com fundamentação científica, além de oferecer segurança e eficácia.

Eles representam a estruturação dos métodos terapêuticos fundamentados em resultados de estudos e evidências médicas. Possibilitam o prévio orçamento da saúde e a diminuição dos custos pela padronização dos procedimentos.

Os protocolos deverão ser elaborados pelas equipes médicas de uma instituição com base nas evidências e respaldado em evidências científicas, diretrizes de Conselhos de classe, Ministério da Saúde, entre outros.

Os profissionais de cada especialidade devem se reunir para decidir qual a melhor conduta e definir os passos para a construção de seus protocolos para uma aplicação eficaz nos pacientes de sua Organização.

A AMB e o Conselho Federal de Medicina (CFM), juntamente com as Sociedades de classe, revisaram milhares de referências bibliográficas, evidências clínicas e levantamento na base de dados MEDLINE, Registro de Ensaios Controlados da Colaboração *Cochrane* e *Lilacs*, entre outros, relacionados com patologias diversas com o intuito de elaborar um padrão de conduta mediante ações, exames laboratoriais, tratamento e farmacoterapia, e assim o Projeto Diretrizes está à disposição para os médicos consultarem no *site* www.projetos diretrizes.org.

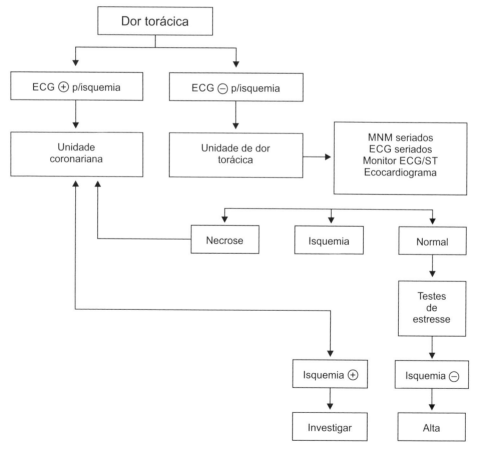

Figura 19 Protocolo de atendimento ao paciente com dor torácica.
(*Fonte:* Mesquita; Timmermam, 2003.)

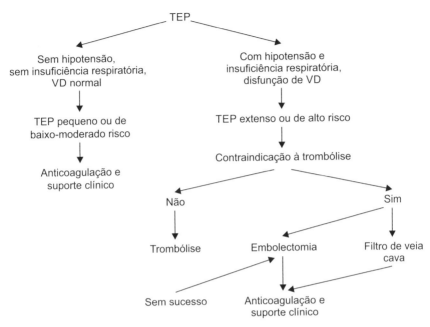

Figura 20 Protocolo de tratamento de tromboembolismo pulmonar (TEP).
(*Fonte:* Mendonça; Albuquerque, 2009.)

Esses trabalhos de estimado valor são uma referência para a classe médica e para os que desejam conhecer sobre protocolos clínicos ou protocolos médicos como são chamados, pois servem como referência de boas práticas de consulta e muito auxiliarão os auditores em seus estudos e conhecimento.

Existem muitas instituições de saúde que já trabalham com protocolos e as organizações certificadoras de qualidade que auditam pelo Manual de Acreditação das Prestadoras de Serviços de Saúde têm como item a ser cumprido no processo de qualificação do corpo clínico.

Capítulo 8

Auditoria em Serviços Auxiliares de Diagnóstico e Terapia (SADT)

Não se pode ser um bom médico se não for objetivo.

(Dr. House)

Procedimentos diagnósticos e terapêuticos são todos os procedimentos, exames que auxiliam no processo de decisão do médico referente ao diagnóstico além de contribuir no tratamento do paciente

Estes procedimentos diagnósticos e terapêuticos também estão contemplados na tabela CBHPM no Capítulo 4:

1. Eletrofisiológicos/mecânicos e funcionais

2. Endoscópicos

3. Medicina laboratorial

4. Medicina transfusional

5. Genética

6. Anatomia patológica e citopatologia

7. Medicina nuclear

8. Métodos diagnósticos por imagem

9. Métodos intervencionistas por imagem

10. Ultrassonografia

11. Tomografia computadorizada

12. Ressonância magnética

13. Radioterapia

14. Exames específicos

15. Outros procedimentos diagnósticos

Na tabela CBHPM os portes de atos médicos laboratoriais seguem a mesma linha de raciocínio dos procedimentos e correspondem ao menor porte (1A).

Assim como os demais procedimentos, esses também informarão o número de auxiliares e o porte anestésico quando for o caso da participação do anestesista.

Ainda trazem instruções específicas para procedimentos que necessitam de mais detalhes para sua cobrança, além de observações e demais informações como quantidade de filme, custo operacional, número de incidências, por exemplo, da ultrassonografia diagnóstica, entre outros.

Nesse item caberá ao auditor verificar se os laudos dos exames realizados estão no prontuário, se batem com a data registrada e com a solicitação feita pelo médico, se há alusão na evolução de enfermagem sobre eventuais cancelamentos ou problemas que ocorreram para a não realização.

Alguns exames poderão requerer uso de contrastes, o que deverá ser verificado nos registros no laudo e no prontuário, ou ainda de anestesia, assim caberá ver os registros do médico.

Capítulo 9

Auditoria Administrativa

Tudo vale a pena
se a alma não é pequena.

(Fernando Pessoa)

A competência da auditoria administrativa geralmente está vinculada ao cumprimento de acordos contratuais ou, ainda, à análise de preços de medicamentos e materiais e sua concordância com as tabelas a eles aplicadas.

Algumas empresas deixam essa tarefa para os auxiliares administrativos internos como modo de aproveitar melhor o rendimento do auditor técnico no momento da auditoria dos dados referentes à sua competência.

No entanto, acaba sendo um dos itens auditados até porque somente o auditor sabe distinguir as pequenas diferenças na descrição de medicamentos ou de materiais, embora muitos administrativos já tenham a prática.

O auditor deverá conhecer bem os acordos contratuais para poder realizar uma auditoria e evitar dúvidas no momento de seu consenso, pois é de grande importância o domínio da informação não somente técnica mas administrativa também.

DIÁRIAS E TAXAS

Fizemos uma explanação anterior sobre diárias e taxas, mas vale a lembrança de que taxas fazem parte de uma tabela, também passível de acordo, bem como quanto ao estabelecimento de horários de alta, suas tolerâncias, entre outros, o que nos reporta à ratificação conhecimento dos contratos. Assim como a tabela de honorários acordada (AMB, CBHPM) no contrato e suas peculiaridades. Para tanto, vejamos o que fala a CBHPM.

A unidade de custo operacional (UCO) representa os custos de equipamentos (depreciação, manutenção, aluguéis etc.), contemplando o SADT por especialidade, não estando incluso os custos de acessórios e descartáveis, que deverão ser acordados entre as partes implicadas.

Nesse caso, aplicaríamos essa orientação para as taxas juntamente com o acordo contratual.

No que se refere ao internamento:

CONDIÇÕES DE INTERNAÇÃO

6.1 – Quando o paciente voluntariamente internar-se em ACOMODAÇÕES HOSPITALARES SUPERIORES, diferentes das previstas no item 1.5 destas Instruções e do previsto em seu plano de saúde original, a valoração do porte referente aos procedimentos será complementada por negociação entre o paciente e o médico, servindo como referência o item 6.2 destas Instruções.

6.2 – Para os planos superiores ofertados por operadoras, diferentemente do previsto no citado item 1.5, fica prevista a valoração do porte pelo dobro de sua quantificação, nos casos de pacientes internados em apartamento ou quarto privativo, em "hospital-dia" ou UTI. Não estão sujeitos às condições deste item os atos médicos do capítulo IV (Diagnósticos e Terapêuticos), exceto quando previstos em observações específicas do capítulo.

6.3 – Eventuais acordos operacionais entre operadoras de serviços de saúde e hospitais não podem diminuir a quantificação dos portes estabelecidos para equipe médica, observados os itens acima (6.1 e 6.2).

Esses itens da tabela CBHPM servem para demonstrar como as diárias interferem nos procedimentos médicos; portanto, cabe ao auditor conhecer as instruções não apenas dessa tabela, mas de todas as que estiveram nos acordos contratuais de suas empresas.

CONTRATOS E NEGOCIAÇÕES

Ao longo dessa explanação citamos bastante o termo acordo contratual, portanto, se tornou óbvio que as bases negociadas são elementos importantes para o conhecimento do auditor e para demonstrar sobre que condições este deverá auditar.

Mediante acordos estabelecidos nas negociações os contratos são assinados com todos os pormenores a serem seguidos pela auditoria, tais como: tabelas de procedimentos, tabelas de material e medicamento, uso de órteses e próteses, diárias, taxas e SADT.

Os contratos deverão ser atualizados ou acrescidos de aditivos conforme o mercado e os avanços tecnológicos propiciam mais opções de tratamento, por meio de novas técnicas e aprimoramento ou descoberta de aparelhos que beneficiem o paciente.

Entre os aditivos poderemos ter, por exemplo, uma tabela própria do hospital com novos procedimentos, que não constem nas tabelas vigentes, taxas diferenciadas acordadas, pacotes, entre outros.

O auditor deverá estar sempre atualizado administrativamente quanto a mudanças contratuais ou novas negociações entre as partes interessadas, para que não fique à margem das tratativas.

Antes de começar a trabalhar com auditoria de contas, conheça as bases contratuais de todas as instituições com que trabalhar. Se não entender algo, pergunte; se na sua atividade diária verificar que algum item poderia ser melhorado, exponha os dados ao seu superior, pois sua atitude pode melhorar as condições para as negociações ou adequar o entendimento para outros auditores.

A auditoria, como sabemos, é o final do extenso processo do atender ao paciente e, como tal, ela acaba evidenciando os erros processuais tanto administrativos como assistenciais, portanto a auditoria é uma excelente ferramenta para a qualificação da prestação dos serviços de saúde.

PACOTES

Os chamados "pacotes" são provenientes de estudos que analisam os custos e gastos dos procedimentos médicos, e, a partir dos resultados, viabilizam adequações por meio de composições de materiais, medicamentos, diárias, taxas e SADT, quando possível, para oferecer procedimentos das diversas especialidades por um preço mais acessível.

Os pacotes têm de ser cuidadosamente analisados para evitar que as partes envolvidas não sofram perdas, pelo contrário, que todos ganhem inclusive o paciente.

O raciocínio é fazer um levantamento do que efetivamente é necessário e imprescindível para a realização de um determinado procedimento, e, com base nisso, agregar todos os itens que devem ser oferecidos como suporte a sua estadia, inclusive chegar a um valor viável para que aquele que realiza o serviço e o que paga por ele sejam beneficiados, evidentemente, além do paciente.

Quando incluímos o paciente, é para deixar claro que não devemos nem poderemos ter a intenção de não utilizar de todos os recursos, substituir ou até excluir itens que garantam a qualidade de seu atendimento.

O objetivo é elencar tudo o que é necessário com base em levantamento de dados administrativos e técnicos fundamentados em histórico de gastos e análise de registros em prontuários para que cheguemos a um valor numericamente aceitável.

Por exemplo:

Vamos fazer o raciocínio para um paciente que irá realizar uma cirurgia de retirada de vesícula por vídeo:

– Qual o valor do honorário para a realização do procedimento?

– Qual o gasto de material e medicamento para a cirurgia?

– Quais as taxas que serão cobradas?

– Quantos dias ele ficará internado?

– Qual o gasto de medicamentos e materiais no internamento?

Suponhamos que:

1. Valor do honorário de procedimento pela tabela acordada: R$ 1.000,00.

2. Gastos de material e medicamento: R$ 500,00.

3. As taxas cabíveis somam R$ 300,00.

4. O paciente ficará internado dois dias, portanto duas diárias, que equivalem a R$ 400,00.

Cabe lembrar que o exemplo é meramente ilustrativo. Chegamos a um total de R$ 2.200,00. Portanto, fecharemos um acordo de um "pacote" com o Convênio Y em que, para todos os pacientes que se internarem no hospital X, para realizar cirurgia de retirada de vesícula, esse convênio Y remunerará o hospital X com o valor de R$ 2.200,00.

Não incluímos SADT por ser um procedimento mais simples e que em um primeiro momento, salvo eventuais complicações, não exige exames posteriores nem tratamentos com o paciente hospitalizado.

O acordo somente será "fechado" se estiver satisfazendo ambas as partes, ou seja, se não houver prejuízo para nenhuma delas.

O estudo deverá ser feito para cada procedimento viável, pois nem sempre poderemos estimar os gastos de um procedimento – por exemplo, uma cirurgia de revascularização de miocárdio, um procedimento de alto custo em que intercorrências poderão acontecer.

A auditoria ficará mais rápida, pois o auditor somente necessitará analisar se o valor está conforme acordado, não sendo necessário auditar todos os itens normalmente constantes em uma conta que não seja pacote.

Quem elabora o pacote deverá estar atento aos custos, ou seja, quanto pagou por determinado material e por quanto poderá vendê-lo ao mercado. Esse preço conhecido como preço de custo ou de fábrica deverá ser acrescido do custo administrativo ou custo operacional (o custo de manter esse material disponível para uso na instituição: armazenamento, acondicionamento, valores de salários de colaboradores responsáveis pelo material, entre outros), o que depende do mercado e de acordos contratuais. São os chamados custos diretos e indiretos.

Custos diretos são todos relacionados diretamente com a realização de determinado procedimento ou disponibilização de material/medicamento, enquanto custos indiretos são todos indiretamente ligados à realização de um procedimento ou disponibilização de um material.

Por exemplo: Realização de um raio-X.

Diretamente ligados à realização do raio-X: salário do profissional que realizará o exame, como os dos demais envolvidos nesse exame, como a enfermeira, por exemplo.

Indiretamente, há desde o manobrista, que viabiliza o estacionamento do carro do paciente, ao arquivista, que disponibiliza o prontuário para o ambulatório, ou o recepcionista, que recebe o paciente, a luz necessária para a sala de exame, entre outros custos.

Nosso intuito é apenas demonstrar que a montagem de um pacote não é simplesmente a união de itens utilizados, mas também estudo aprofundado de um profissional com conhecimento de custos.

A seguir, demonstraremos o levantamento de custos para a realização de um procedimento de angioplastia, com material, medicamento e suas respectivas taxas e honorários.

Salientamos que não estão inclusos custos diretos e indiretos, pois nosso objetivo não é demonstrar análise de custos, mas sim o princípio e o modelo de raciocínio.

A esse modelo apresentado ainda deverá ser acrescida toda a análise de custos, inclusão de gastos, diárias e taxas do internamento (quando for o caso).

Esse estudo servirá como modelo de levantamento de custos para o procedimento de angioplastia realizado em hospital-dia.

Os valores são fictícios, mas embasados na média de mercado acrescidos de margens conhecidas pelos acordos usuais, utilizando um custo administrativo de 42,86% para materiais e sem inclusão de honorários.

O custo administrativo pode variar de acordo com a região ou com acordos contratuais.

ANÁLISE DE CUSTOS					
Cirurgia: Angioplastia					
Anestesia: raqui		**Duração:**	2h	**Porte anestésico: III**	**99,90**
Diária (Day): 6h		**Enfermaria:**			**40,00**
Honorário (CH) do cirurgião:		**Código:**			
Medicamento	**Unidade**	**Quantidade**	**Valor compra**	**Valor BRASÍNDICE**	**Valor venda**
Tintura de benjoim	mL	10	0,04	0,52	0,52
Neocaína pesada a 0,5%	fr-amp.	1	6,36	8,26	8,26
Adrenalina 1mg/mL – ampola	amp.	1	0,52	0,52	0,67
Dolantina 100mg – ampola 2mL	amp.	1	2,50	3,25	3,25
Dormonid 15mg – ampola 5mL	amp.	3	2,00	2,60	7,80
Fentanil 100mcg – ampola 20mL	amp.	1	3,00	3,90	3,90
Diazepan 5mg – ampola	amp.	1	0,59	0,59	0,59
Xylestesin a 2% sem vaso 20mL	amp.	1	3,52	4,58	4,58
Metoclopramida 10mg – ampola 2mL	amp.	1	0,21	1,20	1,20
Cefalotina 1g	amp.	2	1,82	6,40	12,80
Água destilada – ampola 10mL	amp.	4	0,11	0,60	2,40
Ringer lactato – bolsa 500mL	fr-amp.	4	3,92	5,10	20,40
Soro fisiológico a 0,9% – bolsa 100mL	fr-amp.	1	2,76	3,60	3,60
Soro fisiológico a 0,9% – bolsa 500mL	fr-amp.	1	3,45	4,50	4,50
Atropina 0,25mg – ampola 1mL	amp.	2	0,29	0,90	1,80
Álcool iodado 100mL	mL	100	1,10	1,43	1,43
Dipirona – ampola 2mL	amp.	1	0,31	0,40	0,40
Violeta genciana solução a 1%	mL	5	0,12	0,60	3,00
Hidrocortisona 500mg	mg	1	2,48	3,22	3,22
Efortil 10mg/mL	amp.	1	0,9	1,17	1,17
Adrenalina 1mg/mL – ampola 1mL	amp.	1	0,52	0,68	0,68
TOTAL			*36,52*	*54,02*	*86,17*

Material	Unidade	Quantidade	Valor compra	SIMPRO	Valor venda
Tintura de benjoim	mL	10	0,04	0,52	0,52
Escova degermante	unid.	3	1,00	1,30	3,90
Eletrodos desc. com gel	unid.	3	1,17	1,50	4,50
Agulha desc. raqui 25G × 3/1/2"	unid.	1	10,52	18,00	18,00
Cateter intravenoso 20g Jelco	unid.	1	1,16	7,24	7,24
Agulha desc. 13 × 4	unid.	1	0,18	0,54	0,54
Agulha desc. 30 × 8 (unid.)	unid.	2	0,04	0,54	1,58
Agulha desc. 30 × 7 (unid.)	unid.	1	0,04	0,54	0,54
Agulha desc. 40 × 12 (unid.)	unid.	1	0,04	0,54	0,54
Seringa 5mL sem agulha (unid.)	unid.	2	0,28	1,00	1,00
Seringa 10mL sem agulha (unid.)	unid.	1	0,32	1,16	1,16
Seringa 20mL sem agulha (unid.)	unid.	1	0,56	2,00	2,00
Luva cirúrgica nº 8,5 estéril (par)	par	2	1,14	2,96	5,92
Luva cirúrgica nº 7,5 estéril (par)	par	2	1,14	2,96	5,92
Luva de procedimento (unid.)	unid.	4	0,34	0,45	1,80
Compressa cirúrgica 45 × 50 (pcte. com 3)	pcte.	3	1,38	2,83	8,49
Compressa de gaze 7,5cm (pcte. com 10 unid.)	pcte.	8	0,30	0,73	5,84
Lâmina de bisturi nº 15 estéril (unid.)	unid.	2	0,16	0,20	0,40
Esparadrapo (cm)	cm	50	0,58	0,80	4,00
Álcool iodado (frasco com 100mL)	mL	100	0,07	1,45	1,45
Álcool a 70% (mL)	mL	20	0,07	0,25	5,00
Faixa crepe 15cm	cm	3	0,63	0,78	2,34

Capítulo 9 Auditoria Administrativa

Gorro (unid.)	unid.	6	0,30	0,66	3,96
Propé (par)	par	6	0,30	0,66	3,96
Máscara (unid.)	unid.	6	0,20	0,40	2,40
Extensão aspiração estéril 2m	unid.	1	1,04	1,40	1,40
Fio mononáilon 3-0 com ag. 2,5	unid.	1	0,99	5,14	5,14
Fio mononáilon 4-0 com ag. 2,5	unid.	1	0,99	5,14	5,14
Fio mononáilon 5-0 com ag. 2,5	unid.	1	0,99	5,14	5,14
Equipo macrogotas com injetor lateral	unid.	1	0,66	9,85	9,85
Algodão em bolas	unid.	3	0,10	0,23	0,69
Algodão pré-cortado 2-0	unid.	1	3,46	4,39	4,39
Algodão pré-cortado 3-0	unid.	1	3,46	4,39	4,39
Vicryl incolor 3-0 com agulha 3cm	unid.	2	14,16	18,40	36,8
Vicryl incolor 4-0 com agulha 3cm	unid.	1	14,16	18,40	18,40
Vicryl incolor 5-0 com agulha 3cm	unid.	1	14,16	18,40	18,40
Prolene vascular 4-0 com agulha 2,5cm	unid.	1	26,58	34,60	34,60
Fita cardíaca 80cm	unid.	1	1,75	4,00	4,00
Fleboextrator	unid.	1	44,80	58,24	58,24
Cânula Guedel PVC nº 03	unid.	1	2,16	2,80	2,80
Sonda de aspiração traqueal	unid.	1	0,52	0,75	0,75
Máscara de O_2	unid.	1	0,96	1,24	1,24
TOTAL			*179,30*	*277,12*	*338,97*

Taxa de equipamentos	Unidade	Unidade	Valor unitário	Valor total
Monitor de PA não invasiva	1	Uso	10,80	10,80
Monitor de ritmo cardíaco	1	Uso	5,84	5,84
Oxímetro de pulso	1	Uso	5,44	5,44
Bisturi elétrico	2	Hora	15,00	30,00
Carro anestésico	1	Uso	20,48	20,48
Bomba de infusão	2	Hora	5,70	11,40
Monitor de PA não invasiva	1	Uso	10,80	10,80
Aspirador elétrico	1	Uso	5,46	5,46
TOTAL			*79,52*	*100,22*
Taxas		**Unidade**	**Valor unitário**	**Valor total**
Taxa de registro (taxa adm.)	1	1	10,00	10,00
Taxa sala porte III	*1*	1	179,54	179,54
Taxa de assistência de ENF nível III	*1*	1	50,00	50,00
TOTAL			*239,54*	*239,54*

Gases medicinais	Unidade	Unidade	Valor unitário
Oxigênio 2L/min	**2**	Por hora	24,00
TOTAL			*24,00*

Resumo da conta	Custo		Venda
Materiais	179,30		*338,97*
Medicamentos	36,52		*86,17*
Taxas (incluída a diária)	279,54		*279,54*
Taxa de equipamentos*	79,52		*100,22*
Gases medicinais*	24,00		*48,00*
Valor final do procedimento	*598,88*		*852,90*

*Elaborado por Marques, 2014.

Capítulo 10

A Auditoria e o Prontuário Médico

O passado só existe na medida em que está presente nos registros de hoje.

E o que esses registros são é determinado pelo que perguntas que fazemos (...).

(Wheeler, 1982)
(Res. CFM nº 1.638, 2002)

O prontuário é uma ferramenta indispensável para o auditor e também um documento importante para o hospital e para o principal envolvido, o paciente.

RESOLUÇÃO CFM 1.638/2002

Art. 1º. Definir prontuário médico como o documento único constituído de um conjunto de informações, sinais e imagens registrados, gerados a partir de fatos, acontecimentos e situações sobre a saúde do paciente e a assistência a ele prestada, de caráter legal, sigiloso e científico, que possibilita a comunicação entre membros da equipe multiprofissional e a continuidade da assistência prestada ao indivíduo.

(...) o prontuário é documento valioso para o paciente, para o médico que o assiste e para as instituições de saúde, bem como para o ensino, a pesquisa e os serviços públicos de saúde, além de instrumento de defesa legal.

O paciente é o dono do prontuário e, caso seja necessário, este poderá solicitar uma cópia à instituição em que foi atendido, mediante elaboração de um documento dirigido a diretoria/gerência médica.

CÓDIGO DE ÉTICA MÉDICA

É vedado ao médico:

Art. 88. Negar, ao paciente, acesso a seu prontuário, deixar de lhe fornecer cópia quando solicitada, bem como deixar de lhe dar explicações necessárias à sua compreensão, salvo quando ocasionarem riscos ao próprio paciente ou a terceiros.

Art. 89. Liberar cópias do prontuário sob sua guarda, salvo quando autorizado, por escrito, pelo paciente, para atender ordem judicial ou para a sua própria defesa.

§ 1º Quando requisitado judicialmente o prontuário será disponibilizado ao perito médico nomeado pelo juiz.

O hospital é apenas o fiel guardião do prontuário, porém nunca deverá se desfazer dele (exceto em situações previstas em legislação específica vigente), pois este comprova todos os procedimentos realizados naquela instituição, motivo pelo qual no caso do pedido desse documento pelo paciente esta deverá providenciar a cópia e entregá-la ao dono (paciente).

RESOLUÇÃO CFM 1.638/2002

(...) que as instituições de saúde devem garantir supervisão permanente dos prontuários sob sua guarda, visando manter a qualidade e preservação das informações neles contidas.

CÓDIGO DE ÉTICA MÉDICA

Art. 87. (...)

§ 2º O prontuário estará sob a guarda do médico ou da instituição que assiste o paciente.

Mesmo no caso de prontuário eletrônico, a responsabilidade sobre a guarda permanece.

RESOLUÇÃO CFM 1.639/2002

Art. 2º. Estabelece a guarda permanente para os prontuários médicos arquivados eletronicamente em meio óptico ou magnético, e microfilmados.

Quanto ao tempo de guarda para prontuários não eletrônicos segue:

Art. 4º. Estabelece o prazo mínimo de 20 (vinte) anos, a partir do último registro, para a preservação dos prontuários médicos em suporte de papel.

Pelas legislações apresentadas é evidente que a importância do prontuário médico, e essa abordagem mostra o zelo que todos devem ter com ele, pois é um documento de múltiplo valor.

A ÉTICA NO PROCESSO DE AUDITORIA DE PRONTUÁRIOS

O auditor não deverá fazer nenhum tipo de alteração em nenhuma das páginas do prontuário, pois é um documento, e uma vez modificado deixa de ser o documento original e passará a ser um documento "adulterado" (alterado).

Assim, cabe ao auditor também ter extremo empenho no cuidado com esse documento. Como?

Evitando:

- Escrever em suas páginas.
- Carimbar.
- Rasurar.
- Usar canetas marca-texto.
- Usar corretivos.
- Dobrar.
- Hachurar.

- Circular palavras que julgue importantes.

- Fotografar com máquina de qualquer procedência.

- Fazer impressão de suas páginas (no caso de prontuário eletrônico).

- Fotocopiar (sem autorização do paciente).

- Dependências do hospital.

- Grampear.

- Disponibilizá-lo a quem não está sob a responsabilidade profissional do sigilo.

- Digitalizar.

- Enviá-lo por fax ou e-mail.

Uma vez hachurado ou com caneta marca-texto em suas páginas, quando fotocopiado, a área demarcada ficará escura, ocultando o registro, sendo neste último modo agravado pelo fato de que não haverá condição nenhuma de leitura da escrita nelas contidas.

Todas as alternativas citadas anteriormente denotam alteração e desrespeito ao documento, passível de medidas corretivas e possivelmente jurídicas.

Quando fazemos a referência a prontuário englobamos todos os documentos que o compõem: folhas de evolução da equipe multiprofissional, prescrição médica, plano de enfermagem, nota de sala, folha anestésica, formulários de monitoração de sinais vitais, laudos de exames, relatórios de cirurgia entre outros.

Apenas os documentos de cunho administrativo poderão ser utilizados para efeito de informação entre as partes envolvidas e com a devida autorização dentro dos direitos que compete a cada profissional.

Caberá ao auditor elaborar um relatório para expressar suas impressões sobre a leitura do prontuário e encaminhá-lo a quem for de direito, no caso, sua empresa, seu gerente, diretor etc.

O prontuário eletrônico servirá como um otimizador para a auditoria, caso o auditor tenha intimidade com os recursos informáticos, o que é esperado desse profissional.

Quanto ao prontuário eletrônico, a legislação do CFM 1.821/2007 já normatizou a documentação em meio eletrônico, conforme segue:

RESOLUÇÃO CFM 1.821/2007

Aprova as "Normas Técnicas para o Uso de Sistemas Informatizados para a Guarda e Manuseio do Prontuário Médico", dispõe sobre tempo de guarda dos prontuários, estabelece critérios para certificação dos sistemas de informação e dá outras providências.

Art. 1º. Aprovar as "Normas Técnicas para o Uso de Sistemas Informatizados para a Guarda e Manuseio do Prontuário Médico", anexas à esta resolução, possibilitando a elaboração e o arquivamento do prontuário em meio eletrônico.

Art. 2º. Estabelecer a guarda permanente para os prontuários médicos arquivados eletronicamente em meio óptico ou magnético, e microfilmados.

Art. 3º. Recomendar a implantação da Comissão Permanente de Avaliação de Documentos em todas as unidades que prestam assistência médica e são detentoras de arquivos de prontuários médicos, tomando como base as atribuições estabelecidas na legislação arquivística brasileira (a Resolução CONARQ nº 7/97, a NBR nº 10.519/88, da ABNT, e o Decreto nº 4.073/2002, que regulamenta a Lei de Arquivos – Lei nº 8.159/91).

Art. 4º. Estabelecer o prazo mínimo de 20 (vinte) anos, a partir do último registro, para a preservação dos prontuários médicos em suporte de papel.

Parágrafo único Findo o prazo estabelecido no *caput*, e considerando o valor secundário dos prontuários, a Comissão Permanente de Avaliação de Documentos, após consulta à Comissão de Revisão de Prontuários, deverá elaborar e aplicar critérios de amostragem para a preservação definitiva dos documentos em papel que apresentem informações relevantes do ponto de vista médico-científico, histórico e social.

Art. 5º. Autorizar, no caso de emprego da microfilmagem, a eliminação do suporte de papel dos prontuários microfilmados, de acordo com os procedimentos previstos na legislação arquivística em vigor (Lei nº 5.433/68 e Decreto nº 1.799/96), após análise obrigatória da Comissão Permanente de Avaliação de Documentos da unidade médico-hospitalar geradora do arquivo.

Art. 6º. Autorizar, no caso de digitalização dos prontuários, a eliminação do suporte de papel dos mesmos, desde que a forma de armazenamento dos documentos digitalizados obedeça à norma específica de digitalização contida no anexo desta resolução e após análise obrigatória da Comissão Permanente de Avaliação de Documentos da unidade médico-hospitalar geradora do arquivo.

Art. 7º. O Conselho Federal de Medicina e a Sociedade Brasileira de Informática em Saúde (SBIS), mediante convênio específico, expedirão, quando solicitados, a certificação dos sistemas para guarda e manuseio de prontuários eletrônicos que estejam de acordo com as normas técnicas especificadas no anexo a esta resolução.

Art. 8º. Esta resolução entra em vigor na data de sua publicação.

Art. 9º. Fica revogada a Resolução CFM nº 1.331/89 e demais disposições em contrário.

Brasília-DF, 10 de julho de 2002

EDSON DE OLIVEIRA ANDRADE

Presidente

RUBENS DOS SANTOS SILVA

Secretário-Geral

NORMAS TÉCNICAS PARA O USO DE SISTEMAS INFORMATIZADOS PARA A GUARDA E MANUSEIO DO PRONTUÁRIO MÉDICO

I. **Integridade da Informação e Qualidade do Serviço** – O sistema de informações deverá manter a integridade da informação através do controle de vulnerabilidades, de métodos fortes de autenticação, do controle de acesso e métodos de processamento dos sistemas operacionais conforme a norma ISO/IEC 15.408, para segurança dos processos de sistema.

II. **Privacidade e Confidencialidade** – Com o objetivo de garantir a privacidade, a confidencialidade dos dados do paciente e o sigilo profissional, faz-se necessário que o sistema de informações possua mecanismos de acesso restrito e limitado a cada perfil de usuário, de acordo com a sua função no processo assistencial:

a. Recomenda-se que o profissional entre pessoalmente com os dados assistenciais do prontuário no sistema de informação;

b. A delegação da tarefa de digitação dos dados assistenciais coletados a um profissional administrativo não exime o médico, fornecedor das informações, da sua responsabilidade desde que o profissional administrativo esteja inserindo estes dados por intermédio de sua senha de acesso;

c. A senha de acesso será delegada e controlada pela senha do médico a quem o profissional administrativo está subordinado;

d. Deve constar da trilha de auditoria quem entrou com a informação;

e. Todos os funcionários de áreas administrativas e técnicas que, de alguma forma, tiverem acesso aos dados do prontuário deverão assinar um termo de confidencialidade e não-divulgação, em conformidade com a norma ISO/IEC 17.799.

CERTIFICAÇÃO DOS SISTEMAS INFORMATIZADOS PARA GUARDA E MANUSEIO DO PRONTUÁRIO MÉDICO

Todas as pessoas físicas, organizações ou empresas desenvolvedoras de sistemas informatizados para a guarda e manuseio do prontuário médico que desejarem obter a certificação do CFM e da SBIS deverão cumprir os seguintes passos:

1. Responder e enviar, via Internet, o questionário básico, disponível na página do CFM: http://www.cfm.org.br/certificacao;

2. O questionário remetido será analisado pelo CFM/SBIS, que emitirá um parecer inicial aprovando ou não o sistema proposto. Este parecer será enviado, via Internet, ao postulante;

3. Caso aprovado, os sistemas de gestão de consultórios e pequenas clínicas (sistemas de menor complexidade) deverão ser encaminhados à sede do CFM para análise. Os sistemas de gestão hospitalar ou de redes de atenção à saúde (sistemas de maior complexidade) que não possam ser enviados serão analisados *"in loco"* (sob a responsabilidade do CFM/SBIS);

4. O processo de avaliação consistirá na análise do cumprimento das normas técnicas acima elencadas. A aprovação do sistema estará condicionada ao cumprimento de todas as normas estabelecidas;

5. Em caso de não-aprovação do sistema, serão especificados os motivos para que as reformulações necessárias sejam encaminhadas;

6. Uma vez aprovado o sistema na versão analisada, além do documento de certificação o CFM e a SBIS emitirão um selo digital de qualidade que poderá ser incorporado na tela de abertura do sistema.

Portanto é interessante que as Instituições de Saúde procurem sistemas com Certificação Digital para garantir a integridade de seus documentos.

No Brasil, para que um documento eletrônico possa ter validade jurídica, ética e legal, deve-se necessariamente assiná-lo utilizando um certificado digital padrão ICP-Brasil.*

Cartilha sobre Prontuário Eletrônico
CFM e SBIS (2002)

ICP-Brasil

A Medida Provisória 2.200, publicada no dia 29 de junho de 2001 no Diário Oficial da União, instituiu a Infraestrutura de Chaves Públicas Brasileira (ICP-Brasil) para garantir a autenticidade e a integridade de documentos eletrônicos através da sistemática da criptografia assimétrica (chaves públicas e privadas).

Para estimular a certificação digital o CFM está viabilizando o *Smartcard*, a carteira de identificação digital para os médicos, para que estes possam se inserir no sistema de informação digital.

Todas estas medidas visam garantir a segurança das informações do paciente; para tanto, o nível de garantia de segurança (NGS) exigido para os prontuários é o nível 2:

NGS2: exige a utilização de certificados digitais ICP-Brasil para os processos de assinatura e autenticação.

Somente os sistemas em conformidade com o NGS2 atendem a legislação brasileira de documento eletrônico e, portanto, podem ser 100% digitais, sem a necessidade da impressão do prontuário em papel.

CFM; SBIS (2002)

Como podemos observar, é um trabalho que vem sendo desenvolvido com muita maestria e competência pelo CFM em parceria com o SBIS e trará grandes avanços no sistema de documentação médica.

O auditor deverá estar preparado para acompanhar o desenvolvimento da informação em saúde e buscar seu aprimoramento e domínio na tecnologia da informação, visando à melhoria de seu desempenho.

AUDITORIA BASEADA EM EVIDÊNCIAS

Assim como a tecnologia da informação cresce, a medicina também se aparelha com evidências científicas que venham a subsidiar os novos métodos de tratamento ao paciente com eficácia.

Essas evidências são obtidas de resultados publicados em artigos, demonstrando casos de sucesso, com novas terapêuticas que revelaram efeitos capazes de minimizar ou erradicar sintomas de doenças.

Consequentemente, de modo natural, esse modelo se reflete na auditoria, que também é uma garantia da qualidade na saúde. Portanto, o auditor tem mais uma ferramenta para auxiliá-lo no processo de auditar.

Auditoria baseada em evidências traz ao auditor a identificação das boas práticas orientadas pela medicina baseada em evidências, em que a análise técnica buscará distinguir por meio de dados estatísticos, epidemiológicos e pesquisas qual o método mais adequado para cada patologia, auxiliando seu embasamento para emissão de parecer técnico-científico.

O auditor caminha agora para o resgate e aprimoramento do conhecimento científico. É a volta aos bancos da faculdade, é o novo olhar da auditoria que passará a buscar na pesquisa e no estudo aprofundado das novas tecnologias que desponta no tempo com promessas promissoras o seu real efeito.

A leitura será indispensável, a pesquisa, a atualização constante, a busca pela informação mais recente, o novo olhar da auditoria que não mais poderá acomodar-se na rotina diária e mecanizada.

O auditor deverá organizar-se e destinar um tempo para retomar seus estudos para aumentar sua capacidade de análise.

Auditar será constatar a veracidade de uma informação com base em fatos relevantes que permitam a sua contestação, deixando para trás as discussões subjetivas e tediosas.

Essa evolução era esperada, pois o aumento da judicialização na saúde compele a respostas nem sempre adequadas, levando o paciente, em um ato desespero, nem sempre necessário, a recorrer à justiça em vez de buscar o entendimento entre as partes.

Chegamos a buscar soluções em arbitragens pelo descompasso de indicações, opiniões e indicações contrárias.

A arbitragem é um recurso utilizado extrajudicial para evitar dirimir conflitos entre as partes, trazendo a figura de uma terceira pessoa, de preferência especialista na área temática envolvida com o intuito de viabilizar uma solução de controvérsias. No Brasil, a lei que regulamenta a arbitragem é a Lei 9.307/96.

Você não pode solucionar um problema a partir do mesmo nível de consciência que o criou.

(Albert Einstein)

É fundamental reconhecer o caráter ético a que estarão submetidos os participantes da arbitragem, comprometendo-se ao sigilo.

Lei Federal 9.307/96:

Art. 9º. O compromisso arbitral é a convenção através da qual as partes submetem um litígio à arbitragem de uma ou mais pessoas, podendo ser judicial ou extrajudicial.

A auditoria não pode ser praticada de modo empírico. É necessário fundamentação para qualificar a saúde e lidar com vidas.

Capítulo 11

Relatórios de Auditoria

Você tem que ser o espelho da mudança que está propondo.

Se eu quero mudar o mundo, tenho que começar por mim.

(Mahatma Gandhi)

O objetivo deste capítulo não é ensinar a fazer um relatório, no sentido acadêmico da palavra, pois se distanciaria de nosso intuito.

Os modelos acadêmicos servem para apresentar modelos metodológicos e normas técnicas. E, se estivermos elaborando um relatório com esse grau de exigência, sem dúvida, poderemos consultá-los.

A intenção é orientar o auditor quanto à sua forma de expressão escrita, a qual deve ser cuidadosa, meticulosa, detalhista e fundamentada.

A assertividade algumas vezes pode colocar o auditor em situações delicadas caso afirme algum fato que não possa provar. Portanto, fale apenas o que puder provar!

Para escrever um relatório de auditoria, é imperativo estar fundamentado em evidências, científicas ou documentais, além de legislação.

Esta frase demonstra por si a importância de estudar, estar sempre atualizado tecnicamente, ler com cuidado tudo o que audita, analisar e interpretar corretamente o que lê, além de conhecer as legislação sobre o assunto em questão e suas respectivas atualizações.

Partindo do princípio de que, quanto a esses itens citados, não teremos problemas, vamos adiante.

O que são relatórios?

Conceitualmente, segundo o Dicionário Michaelis:

1. Exposição, relação, ordinariamente por escrito, sobre a sequência de um acontecimento qualquer.

2. Descrição minuciosa e circunstanciada dos fatos ocorridos na gerência de administração pública ou de sociedade.

3. Exposição por escrito sobre as circunstâncias em que está redigido um documento ou projeto, acompanhado dos argumentos que militam a favor ou contra a sua adoção.

4. Parecer ou exposição dos fundamentos de um voto ou apreciação.

5. Exposição sumária, que o juiz faz, das circunstâncias de uma causa, aos jurados.

6. Qualquer exposição pormenorizada de circunstâncias, fatos ou objetos. **R. em coluna, Inform:** forma de visualização dos dados em colunas, em que cada coluna é um campo de um registro, e cada linha, um registro separado.

Poderíamos nos valer das definições 1 e 6.

Exposição ou parecer de fatos pormenorizados, ordinariamente escritos, sobre a sequência de um acontecimento qualquer.

Conhecedores do conceito, passemos ao conteúdo.

A auditoria deve relatar fatos comprováveis e emitir parecer, mas, de preferência, não de maneira assertiva, e sim por meio de recomendações embasadas por fundamentação legal, ou ainda documental.

O auditor poderá obter as informações no prontuário do paciente, na evolução multiprofissional, na prescrição, em laudos, entre outros, ou, ainda, em documentos administrativos, se for o caso. Poderá citar

Capítulo 11 Relatórios de Auditoria

trechos do prontuário para demonstrar evidências que ilustrem o seu raciocínio e complementar com sua sugestão. Por exemplo:

Identificado no prontuário nº .... do paciente .... que o laudo da ultrassonografia do dia x de y de 20 .... não se encontra assinado e não foi observado o número do registro do profissional que o realizou.

Recomendamos o cumprimento do Art. 11 do Código de Ética Médica/2009.

Art. 11. Receitar, atestar ou emitir laudos de forma secreta ou ilegível, sem a devida identificação de seu número de registro no Conselho Regional de Medicina da sua jurisdição, bem como assinar em branco folhas de receituários, atestados, laudos ou quaisquer outros documentos médicos.

Vale observar que, assim, o auditor está trabalhando com registros e dados oriundos de sua auditoria e transcrevendo o que visualizou (ou não); as informações são idôneas, pois este fornece número de prontuário, nome do paciente, data da realização do exame.

O nome do paciente só é permitido em caso de auditoria sigilosa, na qual o relatório será lido apenas por auditores, que têm por dever manter a informação em segredo. Caso contrário deve se utilizar apenas o número do prontuário.

O relato foi preciso e identificável. Caso alguém necessite rever o prontuário terá todos os dados para localizar o documento.

No caso em que o auditor tiver de relatar uma situação ocorrida este deverá descrever a situação sem emitir juízo de valor, por exemplo:

Evidenciado que as folhas de evolução de enfermagem do prontuário nº .... do paciente .... se encontrava muito rasurada.

A palavra "muito" escrita pelo auditor emite a sua opinião perante a visualização das folhas de enfermagem, mas o que é "muito" para uns pode ser "pouco" para outros.

Ou então:

O relatório de cirurgia do procedimento realizado no dia x de y de 20 .... estava malfeito.

Da mesma forma, a palavra "mal" representa a forma que o auditor qualificou baseado no ponto de vista pessoal, ao ler o relatório.

Não cabe ao auditor julgar, e sim apresentar seu relato com base em fatos e dados concisos e sem interpretações.

No relatório o auditor poderá solicitar esclarecimentos sobre determinado exame realizado, motivos da necessidade de internação ou até sobre a necessidade de uma prorrogação, caso esteja com dúvida, mas sempre obedecendo aos preceitos da ética.

Quanto ao modelo, sugerimos seguir uma linha lógica norteadora e com vistas a atender a auditoria privada:

1. Instituição auditada
2. Período auditado
3. Número do prontuário/documento
4. Diagnóstico
5. Resumo clínico
6. Constatação
7. Valor da glosa
8. Recomendações do auditor
9. Observações
10. Data do relatório
11. Assinatura do auditor.

Instituição auditada

Nome do hospital, clínica, hospital-dia e demais.

Período auditado

Período do internamento auditado. Se exames ou procedimentos em clínicas, por exemplo, identificar período ou dias, se for o caso.

Número do prontuário/documento

Número de cada prontuário que foi auditado e que apresentavam não conformidades.

Diagnóstico

Suspeita diagnóstica (de admissão/entrada) e diagnóstico final do paciente (alta).

Resumo clínico

Histórico breve com resumo do caso.

Constatação

Identificação da glosa com fundamentação legal ou documental.

Valor da glosa

Quantificação na moeda corrente da glosa realizada.

Recomendações do auditor

Recomendações e/ou sugestões do auditor caso tenha de ser tomada alguma atitude sobre o caso em questão.

Observações

Caso necessário, algum complemento no relatório, como glosa não acatada pelo auditor do hospital solicitando esclarecimentos do médico--assistente sobre a terapêutica e/ou o procedimento solicitado.

Data do relatório

Data da conclusão do relatório.

Assinatura do auditor

Assinatura legível com o número do Conselho de classe.

Os relatórios poderão ser realizados em duas vias ou em uma, conforme necessidade do serviço, até para que uma das vias fique como controle do auditor, já que deverá entregar na empresa a outra via, servindo como suporte para outros períodos do mesmo prontuário/paciente.

Essa medida ainda auxilia o processo de acompanhamento da evolução do caso auditado e como identificação de dado a serem "planilhados" como indicadores de quantidade de exames, procedimentos, uso de medicamentos, entre outros.

Capítulo 12

A Comissão de Controle de Infecção Hospitalar como Suporte à Auditoria

*O inteiro é mais
do que a simples soma de suas partes.*

(Aristóteles)

A Comissão de Controle de Infecção Hospitalar (CCIH) dos hospitais oferece grande contribuição à auditoria, pois produz documentos de grande valor para o auditor, sendo um deles o Manual por eles elaborado.

Conforme a Portaria 2.616, de 12 de maio de 1998, compete à CCIH:

3. A CCIH do hospital deverá:

3.1. elaborar, implementar, manter e avaliar programa de controle de infecção hospitalar, adequado às características e necessidades da instituição, contemplando, no mínimo, ações relativas a:

3.1.1. implantação de um Sistema de Vigilância Epidemiológica das Infecções Hospitalares, de acordo com o Anexo III,

3.1.2. adequação, implementação e supervisão das normas e rotinas técnico-operacionais, visando à prevenção e controle das infecções hospitalares;

3.1.3. capacitação do quadro de funcionários e profissionais da instituição, no que diz respeito à prevenção e controle das infecções hospitalares;

3.1.4. uso racional de antimicrobianos, germicidas e materiais médico-hospitalares;

3.2. avaliar, periódica e sistematicamente, as informações providas pelo Sistema de Vigilância Epidemiológica das infecções hospitalares e aprovar as medidas de controle propostas pelos membros executores da CCIH;

3.3. realizar investigação epidemiológica de casos e surtos, sempre que indicado, e implantar medidas imediatas de controle;

3.4. elaborar e divulgar, regularmente, relatórios e comunicar, periodicamente, à autoridade máxima de instituição e às chefias de todos os setores do hospital a situação do controle das infecções hospitalares, promovendo seu amplo debate na comunidade hospitalar;

3.5. elaborar, implementar e supervisionar a aplicação de normas e rotinas técnico-operacionais, visando limitar a disseminação de agentes presentes nas infecções em curso no hospital, por meio de medidas de precaução e de isolamento;

3.6. adequar, implementar e supervisionar a aplicação de normas e rotinas técnico-operacionais, visando à prevenção e ao tratamento das infecções hospitalares;

3.7. definir, em cooperação com a Comissão de Farmácia e Terapêutica, política de utilização de antimicrobianos, germicidas e materiais médico-hospitalares para a instituição;

3.8. cooperar com o setor de treinamento ou responsabilizar-se pelo treinamento, com vistas a obter capacitação adequada do quadro de funcionários e profissionais, no que diz respeito ao controle das infecções hospitalares;

3.9. elaborar regimento interno para a Comissão de Controle de Infecção Hospitalar;

Capítulo 12   A Comissão de Controle de Infecção Hospitalar como Suporte à Auditoria

3.10. cooperar com a ação do órgão de gestão do SUS, bem como fornecer, prontamente, as informações epidemiológicas solicitadas pelas autoridades competentes;

3.11. notificar, na ausência de um núcleo de epidemiologia, ao organismo de gestão do SUS, os casos diagnosticados ou suspeitos de outras doenças sob Vigilância Epidemiológica (notificação compulsória), atendidos em qualquer dos serviços ou unidades do hospital, e atuar cooperativamente com os serviços de saúde coletiva;

3.12. notificar ao Serviço de Vigilância Epidemiológica e Sanitária do organismo de gestão do SUS, os casos e surtos diagnosticados ou suspeitos de infecções associadas à utilização de insumos e/ou produtos industrializados.

4. Caberá à autoridade máxima da instituição:

4.1. constituir formalmente a CCIH;

4.2. nomear os componentes da CCIH por meio de ato próprio;

4.3. propiciar a infra-estrutura necessária à correta operacionalização da CCIH;

4.4. aprovar e fazer respeitar o regimento interno da CCIH;

4.5. garantir a participação do Presidente da CCIH nos órgãos colegiados deliberativos e formuladores de política da instituição, como, por exemplo, os conselhos técnicos, independente da natureza da entidade mantenedora da instituição de saúde;

4.6. garantir o cumprimento das recomendações formuladas pela Coordenação Municipal/Distrital de Controle de Infecção Hospitalar;

4.7. informar o órgão oficial municipal ou estadual quanto à composição da CCIH, e às alterações que venham a ocorrer;

4.8. fomentar a educação e o treinamento de todo o pessoal hospitalar.

Pela Portaria, observamos a importância dessa Comissão. Portanto, o auditor deverá conhecer o Manual da CCIH do hospital que irá auditar para saber as determinações (padronizações) estabelecidas na instituição, como, por exemplo:

1. Protocolo de antibiótico profilaxia e antibiótico terapia conforme o tipo de cirurgia.

2. Protocolo de troca de dispositivos descartáveis como: equipos de soluções infundidas contínua ou intermitente; equipos comuns, equipos de hemocomponentes e hemoderivados, de soluções lipídicas, de bomba de infusão, buretas de medicação, equipos, transdutores, torneiras e solução de *flush* de cateteres de monitorização hemodinâmica, gelco, *scalp*, cateter nasal entre outros.

3. Padronização de materiais descartáveis para curativos e a periodicidade de troca.

4. Normas, rotinas e procedimentos adotados na assistência do paciente (técnicas assépticas, padronização para realização de técnicas invasivas específicas, punções, sondagens, cuidado com úlceras de pele, entre outros).

5. Determinações junto à Comissão de Farmácia e terapêutica (adequação e racionalização de antimicrobianos).

6. Reprocessamento de materiais (conforme legislação vigente).

7. Medidas de precaução e de isolamento.

Nos próximos Capítulos serão elencados, brevemente, alguns itens de importância que auxiliarão o auditor no processo da auditoria, pois, conhecendo as medidas adotadas, poderá embasar-se para a auditoria da conta.

Cabe lembrar que isso não exclui o auditor do conhecimento das legislações vigentes, já que a Comissão se baseia nas orientações do Ministério da Saúde, ANVISA, *Guidelines* do *Centers for Disease Control and Prevention* (CDC) até para eventuais esclarecimentos, se necessário.

Capítulo 13

Sistema de Informações Gerenciais

*Há conhecimento de dois tipos: sabemos
sobre um assunto, ou sabemos onde podemos
buscar informação sobre ele.*

(Samuel Johnson)

As informações gerenciais são balizadores para a tomada de decisão e para o acompanhamento dos resultados dos serviços realizados.

Quem não mensura não sabe sua produtividade nem o nível de qualidade.

As empresas se preocupam em informatizar e muitas vezes não se atentam para utilizar os dados fornecidos pelos relatórios disponíveis pelo sistema implantado no hospital.

Relatórios gerenciais são imprescindíveis e de extrema importância para o sucesso do trabalho, e para tanto necessitam de análise e interpretação.

Para o auditor as informações são preciosas e poderão levá-lo a conclusões que auxiliarão os gestores no direcionamento de sua empresa.

A coleta de dados evidencia a atuação do auditor, bem como as não conformidades encontradas em suas auditorias, ajudando no delineamento da prestação do serviço.

INDICADORES

Os indicadores são o retrato de uma instituição, o painel de controle para os gestores e um demonstrativo cronológico da auditoria para os auditores.

O auditor deverá conhecer quais os indicadores estratégicos para auxiliar suas atividades.

É indicado que haja um formulário para registro dos dados coletados e para posterior tabulação ou que seja elaborada uma planilha eletrônica para otimizar o trabalho.

Indicadores de perfil:

- Patologias
- Diárias por patologia
- Exames por patologia
- Uso de hemoderivados por cirurgia/patologia
- Uso de materiais descartáveis por procedimento
- Uso de medicações (inclusive medicações de alto custo) por patologia
- Uso de OPME por procedimento
- Serviços terapêuticos por patologia
- Uso de equipamentos por procedimento/patologia
- Tempo de permanência

Indicadores de tipos de glosa (%) de:

- Procedimentos
- Material descartável
- Medicamentos
- Diárias
- Taxas
- Gases
- OPME

Capítulo 13 Sistema de Informações Gerenciais

Indicadores financeiros por tipo de glosa de:

- Procedimentos
- Material (descartável)
- Medicamentos
- Diárias
- Taxas
- Gases
- OPME

Motivos da glosa:

- Administrativa
- Técnica

Classificação dos motivos de glosa administrativa:

- Em desacordo com o contrato
- Em desacordo com a tabela de preço de referência
- Sem solicitação de autorização
- Procedimento não autorizado
- Material não autorizado
- Beneficiário não elegível
- Carteira com validade vencida
- Diária não autorizada
- Diária sem solicitação de prorrogação
- Taxa incompatível com o procedimento
- Sem nota fiscal
- Documento não consta em prontuário

Classificação dos motivos de glosa técnica:

- Honorário médico – via de acesso incompatível
- Honorário médico – procedimento incluso no ato principal

- Procedimento realizado não compatível com diagnóstico

- Material incompatível com procedimento

- Material acima do padrão para o procedimento

- Medicamento não prescrito

- Medicamento não compatível com o diagnóstico

- Medicamento sem checagem de enfermagem

- Não identificado em prontuário

   Indicador de resolutividade:

- Suspeita diagnóstica (diagnóstico inicial) e final – CID de entrada e CID de saída

- Tempo de permanência (no hospital e por unidade de internamento)

- Tipo de alta: ( ) curado ( ) continuidade do tratamento em domicílio

É de conhecimento que hospitais de grande porte têm suas glosas mais concentradas na área clínica e cirúrgica, sendo o ambulatório detentor de um montante de glosa que não chega a 10%, o que nos faz ressaltar que indicadores de glosas por especialidade também serão de utilidade para análise de desempenho dos serviços.

Na análise do tipo de glosa, observamos que em alguns casos as glosas administrativas são maiores que as técnicas por causa de desatualização de contratos, erros de digitação, de lançamento no sistema, preenchimento incorreto, guias sem autorização, entre outros.

Esses dados deverão ser tabulados e analisados para verificação de produtividade e adequações necessárias ou, ainda, para fundamentar decisões a serem tomadas.

Cabe salientar que tanto o auditor interno como o externo terão condições de conhecer profundamente as instituições que auditam para, inclusive, viabilizar as adequações com intuito educativo, objetivando erradicar glosas.

Capítulo **14**

A Auditoria como Ferramenta do Gerenciamento da Qualidade em Serviços de Saúde

O hospital é a mais complexa organização humana já concebida.

(Peter Drucker)

A qualidade não é um esforço individual e, portanto, exige aperfeiçoamento das relações entre fornecedores e clientes externos e internos, entendendo as necessidades de cada um e procurando otimizar produtos e processos da instituição na sua globalidade.

A definição de qualidade pode ser analisada por três agentes centrais – o usuário, o prestador e o segurador – cujos interesses muitas vezes são conflitantes, pois o paciente avalia o serviço recebido pelo conforto da hotelaria, o médico procura maximizar o uso dos recursos à venda e o segurador procura conter volumes e custos de serviços.

Tomando como base os conceitos de Donabedian e a atual exigência da Certificação de Qualidade: Acreditação de organizações prestadoras de serviços de Saúde, são elencados três componentes básicos:

• *Estrutura*: adequações da estrutura física conforme legislação vigente, dimensionamento adequado dos recursos humanos e equipamentos necessários para o tratamento em cada unidade de atendimento.

- *Processo*: equipe assistencial atual baseada em boas práticas por meio de rotinas, procedimentos operacionais padrão e normas para executar todas as ações indispensáveis ao atendimento do paciente. Inclui-se neste item a administração.

- *Resultado*: produto final das ações realizadas. Efeito do tratamento dispensado ao paciente e/ou do atendimento.

Naturalmente o resultado será a consequência dos processos, qualidade técnica associada à precisão do diagnóstico e do tratamento indicado.

Já o resultado positivo será pela associação dos conhecimentos e da melhor aplicação da medicina baseada em evidências na prestação do atendimento ao paciente.

A resolutividade da prestação dos serviços de saúde também está associada à melhora de qualidade e isso pode aumentar os custos, o que é um paradoxo, pois poderá decorrer em um fator limitando ao atendimento.

Para tanto, cabe à auditoria garantir a qualidade mediante análise do cumprimento dos processos, das boas práticas baseadas em evidências científicas e dos resultados (resolutividade) comprovando a eficácia, eficiência e efetividade, viabilizando, assim, a continuidade do atendimento.

Quando nos referimos à análise, cabe ressaltar que o auditor deverá acompanhar indicadores para comparar resultados entre tratamentos da mesma patologia (e suas variáveis), entre prestadores de serviços, entre equipes médicas, profissionais das diversas especialidades e custos, descrever em seus relatórios os casos de sucesso com base em fatos e dados comprovados, assim como para eventuais questionamentos.

A auditoria é a análise do final dos processos, portanto não é incomum deparar-se com não conformidades técnicas e administrativas. Pelo contrário, é sua atribuição orientar e adequar para melhoria contínua do serviço de saúde.

Quanto às exigências físicas e atendimento às legislações no ato do credenciamento do serviço de saúde, as Instituições recebem a visita de uma equipe auditora para verificar as condições da prestadora, com o objetivo de verificar se esta é elegível para sua entrada na lista de credenciados.

Após a contratação e de forma periódica, a visita poderá ser repetida para identificar a manutenção e melhoria da qualidade da prestação do serviço até porque a rede credenciada deverá, por Resolução da ANS, divulgar a qualificação dos prestadores de serviços de saúde.

RESOLUÇÃO NORMATIVA – RN – 267, DE 24 DE AGOSTO DE 2011

Institui o Programa de Divulgação da Qualificação de Prestadores de Serviços na Saúde Suplementar.

A Diretoria Colegiada da Agência Nacional de Saúde Suplementar – ANS, no uso das atribuições que lhe foram conferidas pelos artigos 3º; 4º, incisos IV, V, XV, XXIV, XXVI, XXVII, XXXI, XXXII e XLI, alínea "b"; e 10, incisos I e II, todos da Lei nº 9.961, de 28 de janeiro de 2000; pelo artigo 17 da Lei nº 9.656, de 3 de junho de 1998; e considerando o disposto no artigo 86, inciso II, alínea "a", da Resolução Normativa – RN nº 197, de 16 de julho de 2009; nos artigos 3º, inciso II; 4º e 9º, todos da RN nº 139, de 24 de novembro de 2006; em reunião realizada em 12 de julho de 2011, adotou a seguinte resolução e eu, Diretor-Presidente, determino a sua publicação.

Art. 1º. Esta Resolução Normativa institui o programa de divulgação da qualificação dos prestadores de serviços na saúde suplementar.

CAPÍTULO I. DOS PRINCÍPIOS DA POLÍTICA DE DIVULGAÇÃO DA QUALIFICAÇÃO DOS PRESTADORES DE SERVIÇOS NA SAÚDE SUPLEMENTAR

Art. 2º. A política de divulgação da qualificação dos prestadores de serviços na saúde suplementar será regida pelos seguintes princípios:

I – divulgação à sociedade dos atributos que qualificam os prestadores de serviços, aprimorando a capacidade de escolha de cidadãos e instituições;

II – natureza indutora da melhoria da qualidade assistencial;

III – caráter voluntário da participação dos prestadores de serviços, ressalvados os casos estabelecidos no parágrafo primeiro do presente artigo;

IV – valorização das operadoras segundo a qualificação de sua rede de prestadores de serviços; e

V – uso de indicadores de monitoramento da qualidade assistencial para avaliar prestadores de serviços e apontar padrões de referência para esforços de melhoria contínua dos processos e resultados.

§ 1º Nos casos de estabelecimentos de saúde pertencentes à rede própria de operadoras, as referidas operadoras obrigam-se a prestar as informações relevantes para fomentar o uso de indicadores de monitoramento da qualidade assistencial constante do inciso V do *caput* deste artigo.

§ 2º Para fins desta Resolução Normativa, entende-se como rede própria, todo e qualquer estabelecimento de saúde de propriedade da operadora, ou de sociedade controlada pela operadora, ou, ainda, de sociedade controladora da operadora.

CAPÍTULO II. DO PROGRAMA DE DIVULGAÇÃO DA QUALIFICAÇÃO DOS PRESTADORES DE SERVIÇOS NA SAÚDE SUPLEMENTAR

Art. 3º. O programa de divulgação da qualificação dos prestadores de serviços na saúde suplementar consiste:

I – na fixação de atributos de qualificação relevantes para o aprimoramento da atenção à saúde oferecida pelos prestadores de serviços na saúde suplementar;

II – na quantificação dos atributos obtidos pelos prestadores de serviços com vistas à avaliação do nível de qualificação dos prestadores que compõem a rede de cada operadora; e

Capítulo 14 A Auditoria como Ferramenta do Gerenciamento da Qualidade em Serviços de Saúde

III – na definição de indicadores de qualidade assistencial e de medidas de desempenho dos prestadores de serviços.

Seção I. Dos Atributos de Qualificação de Prestadores de Serviços na Saúde Suplementar

Art. 4º. Os atributos de qualificação de prestadores de serviços na saúde suplementar serão fixados e revisados pela ANS mediante processo de colaboração com entidades de natureza acadêmica, científica, técnica, profissional, ou governamental, ouvidos os segmentos do setor saúde suplementar.

§ 1º Para fins desta Resolução Normativa, são considerados atributos de qualificação de prestadores de serviços o programa, o certificado, o processo de trabalho ou o vínculo institucional reconhecidamente associado à melhoria da qualidade na atenção à saúde.

§ 2º A ANS estabelecerá instrumentos formais de colaboração com as entidades referidas no *caput* deste artigo, no que concerne à fixação dos atributos de qualificação e à periodicidade de envio de informações sobre a adesão dos participantes, a manutenção e/ou a perda destes atributos. Caberá a estas entidades a responsabilidade pela credibilidade e confiabilidade das informações prestadas.

Art. 5º. Para produção dos efeitos previstos nesta Resolução Normativa e para dar início ao programa ficam estabelecidos os seguintes atributos de qualificação, elencados conforme o tipo de prestadores de serviços:

I – prestadores de serviços hospitalares:

a) acreditação de serviços de saúde com identificação da entidade acreditadora;

b) participação no Sistema de Notificação de Eventos Adversos – NOTIVISA – da Agência Nacional de Vigilância Sanitária – ANVISA; e

c) participação no Programa de Monitoramento da Qualidade dos Prestadores de Serviços na Saúde Suplementar – QUALISS, conforme o inciso I do Art. 9 desta Resolução Normativa;

II – prestadores de serviços auxiliares de diagnóstico e terapia e clínicas ambulatoriais:

a) acreditação de serviços de saúde com identificação da entidade acreditadora;

b) participação no NOTIVISA da ANVISA; e

c) participação no PROGRAMA DE MONITORAMENTO da Qualidade dos Prestadores de Serviços na Saúde Suplementar – QUALISS, conforme o inciso I do Art. 9 desta Resolução Normativa;

III – profissionais de saúde ou pessoas jurídicas que prestam serviços em consultórios:

NOTA

(*) Itens conforme alteração da RN 321 21/03/2013

Altera a RN nº 267, de 24 de agosto de 2011, que instituiu o Programa de Divulgação da Qualificação de Prestadores de Serviços na Saúde Suplementar.

(...)

Art. 2º. As alíneas do inciso III do art. 5º, o inciso II e os §§ 1º e 2º do art. 7º e o inciso IV do art. 9º da Resolução Normativa – RN nº 267, de 2011, passam a vigorar com as seguintes redações:

a) participação no NOTIVISA da ANVISA;

b) pós-graduação com no mínimo 360h (trezentos e sessenta horas) reconhecida pelo MEC, exceto para profissionais médicos;

c) título de especialista outorgado pela sociedade de especialidade e/ou Conselho Profissional da categoria; e

d) residência em saúde reconhecida pelo MEC. (NR)

Art. 6º. Em nenhuma hipótese, a perda ou ausência dos atributos de qualificação dos prestadores de serviços na saúde suplementar poderá ser usado como critério exclusivo de descredenciamento.

Seção II. Dos Mecanismos de Divulgação dos Atributos de Qualificação dos Prestadores de Serviços na Saúde Suplementar

Art. 7º. São mecanismos de divulgação dos atributos de qualificação dos prestadores de serviços na saúde suplementar:

I – a divulgação pela ANS à sociedade em geral e ao mercado de saúde suplementar, dos atributos de qualificação de prestadores de serviços, sua fundamentação básica e sua importância para as escolhas dos beneficiários; e

§ 1º O prazo para primeira inclusão dos atributos de qualificação dos prestadores de serviço, por parte das operadoras, em seus materiais de divulgação de rede assistencial, a que se refere o inciso II do caput deste artigo, será de 12 (doze) meses a contar da data de publicação da Instrução Normativa prevista nos incisos III e IV do Art. 9º desta Resolução Normativa, ressalvado o disposto no § 2º.

§ 2º O prazo para primeira inclusão dos atributos de qualificação dos prestadores de serviço em meio eletrônico para as Operadoras com número igual ou superior a 100.000 (cem mil) beneficiários será de 180 (cento e oitenta) dias, a contar da data de publicação da Instrução Normativa prevista nos incisos III e IV do Art. 9º desta Resolução Normativa.

CAPÍTULO III. DOS MECANISMOS DE QUALIFICAÇÃO DA REDE DE PRESTAÇÃO DE SERVIÇOS DAS OPERADORAS

Art. 8º. São mecanismos de qualificação da rede de prestação de serviços das operadoras:

I – inclusão de metas referentes à qualificação de prestadores de serviços na saúde suplementar na dimensão de estrutura e operação do Programa de Qualificação da Saúde Suplementar;

II – divulgação à sociedade em geral e ao mercado de saúde suplementar, da importância da dimensão de qualidade de rede assistencial, e do uso real pelos beneficiários da rede qualificada; e

III – integração dos padrões de qualidade da rede assistencial ao modelo de acreditação de operadoras.

CAPÍTULO IV. DAS DISPOSIÇÕES FINAIS

Art. 9º. A Diretoria de Desenvolvimento Setorial – DIDES editará Normativos, contendo regras necessárias ao aperfeiçoamento e cumprimento desta Resolução Normativa, especialmente no que se refere:

I – aos indicadores de monitoramento da qualidade da atenção assistencial a que se refere o inciso V do artigo 2º e o seu cronograma de implementação, com a instituição do PROGRAMA DE MONITORAMENTO da Qualidade dos Prestadores de Serviços na Saúde Suplementar – QUALISS";

II – vide **RESOLUÇÃO NORMATIVA – RN – 350, DE 19 DE MAIO DE 2014**

Altera a Resolução Normativa nº 267, de 24 de agosto de 2011, que Institui o Programa de Divulgação da Qualificação de Prestadores de Serviços na Saúde Suplementar e a Resolução Normativa nº 275, de 01 de novembro de 2011 que dispõe sobre a instituição do Programa de Monitoramento da Qualidade dos Prestadores de Serviços na Saúde Suplementar – QUALISS e revoga a Instrução Normativa no 48 da Diretoria de Desenvolvimento Setorial, de 10 de fevereiro de 2012, que dispõe sobre o regimento interno do Comitê Gestor do Programa de Divulgação da Qualificação dos Prestadores de Serviço na Saúde Suplementar – COGEP.

III – ao material de divulgação da rede credenciada das operadoras, seja em impressos ou em endereço eletrônico;

IV – à forma das operadoras divulgarem as informações, seja em relação à periodicidade e/ou conteúdo, de sua rede assistencial;

V – às características a serem atendidas pelas entidades que pleitearem colaboração com a ANS.

Art. 9-A. Fica criado o Comitê Técnico de Avaliação da Qualidade Setorial, denominado COTAQ, de caráter consultivo, com atribuições, finalidades, composição e funcionamento estabelecidos no Anexo desta Resolução.

Art. 10. A RN nº 124, de 30 de março de 2006, passa a vigorar acrescida dos seguintes artigos:

"Art. 44-A. Utilizar a ausência ou a perda dos atributos de qualificação dos prestadores de serviço como critério, exclusivo, de descredenciamento de prestadores.

Sanção – advertência;

multa de R$ 35.000,00.

Capítulo 14 A Auditoria como Ferramenta do Gerenciamento da Qualidade em Serviços de Saúde

Art. 44-B. Deixar de incluir os atributos de qualificação dos prestadores de serviço em seus materiais de divulgação da rede assistencial no prazo estabelecido.

Sanção – advertência;

multa de R$ 35.000,00.

Art. 44-C. Deixar, a operadora que possua rede própria de prestadores, de fornecer informações relevantes para fomentar o uso dos indicadores de monitoramento da qualidade assistencial.

Sanção – advertência;

multa de R$ 35.000,00."

Art. 11. Esta Resolução Normativa entra em vigor na data de sua publicação.

MAURICIO CESCHIN

Diretor-Presidente

Em razão da necessidade de complementação da temática abordada, é essencial, para efeito de entendimento dos auditores, conhecer as resoluções anteriores a esta; portanto, é necessário apresentar a resolução que deu início a estes.

RESOLUÇÃO NORMATIVA – RN 275, DE 1º DE NOVEMBRO DE 2011

Dispõe sobre a Instituição do Programa de Monitoramento da Qualidade dos Prestadores de Serviços na Saúde Suplementar – QUALISS.

A Diretoria Colegiada da Agência Nacional de Saúde Suplementar – ANS, no uso da competência que lhe confere o inciso III do art. 9º do regulamento aprovado pelo Decreto nº 3.327, de 5 de janeiro de 2000; o art. 3º, os incisos V, XV, XXIV e XXXVII do art. 4º, e o inciso II do art. 10, da Lei nº 9.961, de 28 de janeiro de 2000; e a alínea "a" do inciso II do art. 86 da Resolução Normativa – RN nº 197, de 16 de julho de 2009, em reunião realizada em 1º de novembro de 2011, adotou a seguinte Resolução Normativa – RN, e eu, Diretor-Presidente, determino a sua publicação.

CAPÍTULO I. DISPOSIÇÕES PRELIMINARES

Art. 1º. Esta Resolução dispõe sobre a instituição do PROGRAMA DE MO-NITORAMENTO da Qualidade dos Prestadores de Serviços na Saúde Suplementar – QUALISS.

§ 1º. O QUALISS consiste de um sistema de medição para avaliar a qualidade dos prestadores de serviço na saúde suplementar, por meio de indicadores que possuem validade, comparabilidade e capacidade de discriminação dos resultados.

§ 2º Um dos objetivos dos indicadores selecionados é a disseminação de informações sobre a qualidade assistencial:

I – aos beneficiários, visando o aumento de sua capacidade de escolha;

II – aos prestadores, visando o fomento de iniciativas e estratégias de melhoria de desempenho; e

III – às operadoras de planos privados de assistência à saúde, visando a uma melhor qualificação de suas redes assistenciais.

CAPÍTULO II. DA ELEGIBILIDADE E DA PARTICIPAÇÃO DOS PRESTADORES DE SERVIÇOS

Art. 2º. Os prestadores de serviços elegíveis ao QUALISS são aqueles informados através do Sistema de Registro de PLANOS DE SAÚDE – RPS como integrantes da rede assistencial das operadoras.

§ 1º A ANS divulgará a relação dos prestadores de serviços elegíveis ao QUALISS em seu endereço eletrônico, definindo os tipos de prestadores atingidos a cada etapa do Programa, observado seu caráter incremental.

§ 2º Os dados cadastrais e estruturais dos prestadores de serviços serão obtidos através do Cadastro Nacional de Estabelecimentos de Saúde – CNES/MS.

Art. 3º. É facultado aos prestadores de serviços a participação no QUALISS, ressalvados os casos estabelecidos no parágrafo primeiro do presente artigo.

§ 1º Nos casos de prestadores de serviços pertencentes à rede própria de operadoras, as referidas operadoras obrigam-se a prestar as informações relevantes para fomentar o uso de indicadores de monitoramento da qualidade assistencial.

§ 2º Para fins desta Resolução Normativa, entende-se como rede própria, todo e qualquer recurso físico de propriedade da operadora, ou de sociedade controlada pela operadora, ou, ainda, de sociedade controladora da operadora.

CAPÍTULO III. DO SISTEMA DE MEDIÇÃO

Seção I. Dos Domínios a Serem Avaliados

Art. 4º. Os domínios a serem avaliados, que perpassam os indicadores selecionados e que constituem os eixos do QUALISS, com base nas dimensões da qualidade em saúde, são os seguintes:

I – Efetividade – é a medida dos resultados decorrentes da aplicação de uma ou um conjunto de intervenções (métodos de prevenção ou reabilitação, técnicas diagnósticas ou procedimentos terapêuticos), em conformidade com o estado atual do conhecimento científico, tendo em consideração comparações com outras alternativas, e da capacidade de atingir estes resultados para todos os pacientes que podem se beneficiar destas intervenções, indicando o grau em que uma melhoria potencial do cuidado à saúde é na prática atingida em situações reais ou habituais em uma unidade de saúde; (Redação dada pela Retificação publicada no Diário Oficial da União em 17 de fevereiro de 2012, Seção 1, página 58);

II – Eficiência – é a otimização dos recursos financeiros, tecnológicos e de pessoal para OBTER os melhores resultados de saúde possíveis, pela eliminação da utilização de recursos sem benefício para os pacientes, redução de desperdício pelo uso excessivo, insuficiente ou inadequado das tecnologias em saúde e redução dos custos administrativos ou de produção;

III – Equidade – é o tratamento adequado dos pacientes, incluindo a presteza do atendimento e a qualidade dos serviços, com base nas necessidades dos pacientes e não em função de suas características pessoais como sexo, raça, idade, etnia, renda, educação, deficiência, orientação sexual ou local de residência;

IV – Acesso – é a capacidade de o paciente obter cuidado à saúde de maneira fácil e conveniente, sempre que necessitar, mais especificamente, pode ser entendido como a possibilidade de obter serviços necessários no momento e local adequados em quantidade suficiente e a um custo razoável.

V – Centralidade no paciente – é o domínio que considera o respeito às pessoas por aqueles que ofertam os serviços de saúde, orientando-os para o usuário, incluindo respeito aos seus valores e expectativas, atendimento com dignidade e cortesia, confidencialidade das informações, direito à informação ou autonomia, pronta atenção e conforto, além da escolha do provedor do cuidado; e

VI – Segurança – é a capacidade de controlar o risco potencial de uma intervenção, ou do ambiente do serviço de saúde, de causar danos ou prejuízos tanto para o paciente quanto para outras pessoas, incluindo os profissionais de saúde.

Seção II. Da Relevância dos Indicadores

Art. 5º. Cada indicador será categorizado por relevância em:

I – Essencial – indicador de qualidade com informação obrigatória, para todos os prestadores de serviços participantes do QUALISS, de acordo com sua estrutura e serviços ofertados; e

II – Recomendável – indicador de qualidade com informação esperada, para todos os prestadores de serviços participantes do QUALISS, de acordo com sua estrutura e serviços ofertados.

Seção III. Do Ciclo de Vida dos Indicadores

Art. 6º. A construção do sistema de medição para avaliar a qualidade dos prestadores de serviços será efetuada nos seguintes estágios que determinam o ciclo de vida dos indicadores:

I – Planejamento (Estágio 1 – E.1): estágio de elaboração e debate no Comitê Técnico de Avaliação da Qualidade Setorial – COTAQ, instituído pela RN nº 267, de 24 de agosto de 2011; (conforme Alteração dada pela RN nº 350, de 19 de maio de 2013)

II – Avaliação controlada (E.2): estágio de validação da qualidade, confiabilidade e viabilidade em um conjunto piloto de prestadores de serviços;

Capítulo 14 A Auditoria como Ferramenta do Gerenciamento da Qualidade em Serviços de Saúde

III – Generalização do uso (E.3): estágio de utilização em todos os prestadores de serviços; e

IV – Descontinuado (E.4): estágio de suspensão da utilização no QUALISS.

Seção IV. Dos Indicadores

Art. 7º. A avaliação da qualidade dos prestadores de serviços será feita com base em indicadores propostos pelo COTAQ, aprovados e formalizados pela ANS em fichas técnicas específicas, que conterão, no mínimo, os seguintes elementos (conforme alteração dada pela RN nº 350, de 19 de maio de 2013):

I – nome do indicador;

II – sigla do indicador;

III – conceituação;

IV – domínio do indicador;

V – relevância do indicador;

VI – estágio do ciclo de vida do indicador;

VII – método de cálculo com fórmula e unidade;

VIII – definição de termos utilizados no indicador:

a) numerador

b) denominador

IX – interpretação do indicador;

X – periodicidade de compilação e apuração dos dados;

XI – público-alvo;

XII – usos;

XIII – parâmetros, dados estatísticos e recomendações;

XIV – fontes dos dados;

XV – ações esperadas para causar impacto no indicador;

XVI – limitações e vieses; e

XVII – referências.

Parágrafo único. Compete à DIDES, por meio de Instrução Normativa, publicar as fichas técnicas específicas dos indicadores.

Seção V. Da Divulgação dos Indicadores

Art. 8º. O QUALISS refletirá a avaliação sistemática dos resultados dos indicadores individualizados por prestador e coletivamente, para obtenção de medidas de tendência central e de outros parâmetros estatísticos, e promoverá a divulgação pública dos resultados, por meio da rede mundial de computadores (internet), contribuindo para o aumento do poder de escolha dos beneficiários de PLANOS DE SAÚDE

§ 1º Os dados brutos e outras informações necessárias ao cálculo dos indicadores serão previamente disponibilizados pela ANS de forma individualizada ao próprio prestador para que este possa realizar as devidas correções que entender pertinentes, reencaminhando os dados e as informações corrigidas à ANS com as devidas justificativas.

§ 2º A ANS analisará a pertinência das justificativas para as correções realizadas, informando ao prestador o acatamento ou a rejeição das mesmas.

§ 3º Os resultados dos indicadores serão divulgados respeitando-se as diferenças, limitações e especificidades locorregionais entre os prestadores de serviço.

§ 4º Compete à DIDES, por meio de Instrução Normativa, editar os procedimentos operacionais necessários à divulgação dos resultados dos indicadores.

Seção VI. Da Verificação dos Indicadores

Art. 9º. O resultado obtido em cada um dos indicadores, por cada prestador, ou pelo conjunto e categoria de prestadores, poderá ser objeto de auditoria ou outro método de verificação, inclusive *in loco*, pela ANS ou por entidade por ela designada, com base em parâmetros elaborados no COTAQ (conforme alteração dada pela RN nº 350, de 19 de maio de 2013).

Parágrafo único. Compete à DIDES, por meio de Instrução Normativa, editar os atos necessários ao cumprimento do disposto no *caput* deste artigo.

CAPÍTULO IV. DO ENVIO DAS INFORMAÇÕES

Art. 10. Fica instituído o Documento de Informações Periódicas dos Prestadores de Serviços – DIPRS/ANS, em linguagem de marcação de dados XML (*Extensible Markup Language*).

Capítulo 14   A Auditoria como Ferramenta do Gerenciamento da Qualidade em Serviços de Saúde

§ 1º Os prestadores de serviços participantes do QUALISS e as operadoras que possuem rede própria de prestadores devem utilizar o DIPRS/ANS para envio dos dados necessários ao cálculo dos indicadores à ANS.

§ 2º O DIPRS/ANS e o respectivo Manual de Orientação estarão disponíveis na página da ANS na internet: www.ans.gov.br.

§ 3º O envio do DIPRS à ANS não exime os prestadores de serviços da obrigação de apresentar documentação comprobatória da veracidade das informações prestadas, bem como de quaisquer outros documentos e informações que a ANS, nos limites de sua competência, vier a requisitar.

§ 4º Compete à DIDES, por meio de Instrução Normativa, editar os atos necessários ao cumprimento do disposto no *caput* deste artigo.

Art. 11. A ANS determinará, após consulta ao COTAQ, os prazos para envio do DIPRS/ANS pelos prestadores de serviço participantes (conforme alteração dada pela RN nº 350, de 19 de maio de 2013).

Parágrafo único. Os prazos a que se refere o *caput* deste artigo serão disciplinados por meio de Instrução Normativa a ser editada pela DIDES.

Art. 12. O DIPRS/ANS somente poderá ser enviado por meio da rede mundial de computadores (internet).

CAPÍTULO V. DAS DISPOSIÇÕES FINAIS

Art. 13. Eventuais casos omissos nesta Resolução Normativa deverão ser submetidos à Diretoria Colegiada, que decidirá acerca dos procedimentos a serem adotados.

Art. 14. Esta Resolução Normativa entra em vigor na data de sua publicação.

MAURICIO CESCHIN

Diretor-Presidente

Demonstramos mais um motivo pelo qual os auditores devem participar do processo de qualificação das instituições de serviço de saúde.

O programa de Qualidade das Organizações Prestadoras dos Serviços de Saúde – Acreditação (veja o *site* da Organização Nacional de

Acreditação [ONA]) – já faz parte da realidade e busca atender às necessidades dos pacientes, em todos os níveis. Portanto, não só o auditor de qualidade atua com a qualidade, mas o auditor de contas médicas quando age de maneira responsável, auditando os serviços não apenas com a visão financeira ele está defendendo o atendimento de qualidade.

Os assuntos são complementares e todos estão interligados. Não é possível acreditar que auditoria de contas médicas não é auditoria de qualidade e que são assuntos diferentes, pois todas têm o mesmo objetivo, uma assistência à saúde de qualidade e com custo baixo que viabilize a continuidade do atendimento para todos e sustentável.

Capítulo 15

Legislação em Auditoria

Uma coisa não é justa porque é lei,
mas deve ser lei porque é justa.

(Montesquieu)

A legislação é um recurso balizador para a auditoria, como observado em capítulos anteriores, portanto cabe ao auditor o conhecimento e o domínio da legislação pertinente, bem como, suas atualizações.

Portanto, não poderíamos deixar de citar a lei *mater* da auditoria privada que é a Lei 9.656, de junho de 1998, que dispõe sobre os planos e seguros privados de assistência à saúde, bem como, suas atualizações, cito, por exemplo, a Lei 13.003, de 24 junho de 2014, que altera a Lei 9.656 e torna obrigatória a existência de contratos escritos entre as operadoras e seus prestadores de serviços.

O auditor deverá conhecer todas as legislações que regem a auditoria para aplicá-la no momento adequado, motivo pelo qual sempre que discorrermos sobre algum assunto fundamentamos na legislação ou a citamos.

Para efeito de registro, as legislações aqui citadas são as mais referenciadas, no entanto ainda caberá ao auditor se debruçar para se inteirar das legislações específicas de cada especialidade, como por exemplo, a de hemoterápicos, de diálise, medicamentos, entre outras, não menos importantes, que dispõem sobre informações técnicas imprescindíveis ao auditor.

Há ainda as normas regulamentadoras, como, por exemplo, a NR 32, sobre segurança e saúde em serviços de saúde de leitura essencial, bem como demais NR que se referem à saúde, que poderão ser encontradas no *site* do Ministério do Trabalho.

Não poderíamos elencar todas, pois seria um trabalho exaustivo e tornaria nossa escrita cansativa e não é este nosso objetivo. Nosso objetivo é despertar ao auditor a relevância da legislação e seu benefício para a auditoria.

Consulte regularmente a ANVISA, o Ministério da Saúde, a OPAS, a OMS, o CDC (*Centers for Disease Control and Prevention*) e os órgãos de classe e atualize-se.

A verdadeira auditoria se faz pela competência técnica do auditor, pelo conhecimento de legislação e pela atualização deste no que se refere ao assunto em questão.

Capítulo 16

Considerações Finais

*Existe o risco que você não pode
jamais correr, e existe o risco
que você não pode deixar de correr.*

(Peter Drucker)

O mérito do auditor não é a glosa ou saber glosar, como dizem, o mérito está na auditoria fundamentada em base científica, auditoria baseada em evidência, em legislação, em aculturamento adquirido com leitura de artigos, livros, participação em congressos, fóruns, cursos de especialização, em que adquire conhecimento para aplicar na auditoria e garantir a qualidade da assistência prestada.

A auditoria é muito mais que excluir itens de uma conta, auditar e fazer uma análise séria em cima do atendimento ofertado a cada paciente, pois o auditor é responsável pela saúde de cada nome que identifica, cada prontuário e cada conta.

Somente por meio da auditoria poderemos identificar as não conformidades e orientar para que as adequações sejam realizadas – cada auditor é um consultor.

A cada dia de trabalho ele deve honrar sua profissão, que deverá ser orientada eticamente pela sua consciência.

Este livro é um norteador para o auditor, para o auditor que utilizará essas linhas como suporte a reflexão, pois nosso intuito não foi elaborar um manual de glosa, e sim um guia para o raciocínio embasado que torne a auditoria uma profissão de excelência, em que os consensos sejam elevados para que deixemos de discutir por bolinhas de algodão.

Referências

BERTUCCI-MARTINS, LM. Entre doutores e para os leigos: fragmentos do discurso médico na influenza de 1918. Hist. cienc. saude-Manguinhos, Rio de Janeiro, v. 12, n. 1, Apr. 2005. Disponível em <http://www.scielo.br/scielo.php?script=sci_arttext&pid=S0104-59702005000100007&lng=en&nrm=iso>. Acesso em 23 jun 2014.

BIOGRAFIA de Hipócrates. <Disponível em <http://www.e-biografias.net/hipocrates/>. Acesso em 4 jun 2014.

BRASIL. DENASUS. História de auditoria em saúde. Disponível em <http://sna.saude.gov.br/historia.cfm>. Acesso em 4 jul 2014.

_____. Constituição da República Federativa do Brasil. *Vade Mecum*. 13 ed. atual. e ampl. São Paulo: Rideel, 2013.

_____. RE 2605, de 11 de agosto de 2006. Disponível em <http://portal.anvisa.gov.br/wps/wcm/connect/f6afe5004745772884e1d43fbc4c6735/RE+N%C2%B0+2605,+DE+11+DE+AGOSTO+DE+2006.pdf?MOD=AJPERES>.Acesso em 31 ago 2014.

_____. Ministério da Saúde. Portaria 2616, de 12 de maio de 1998. Disponível em <http://bvsms.saude.gov.br/bvs/saudelegis/gm/1998/prt2616_12_05_1998.html>. Acesso em 4 set 2014.

_____. ANS – Agência Nacional de Saúde Suplementar. Resolução Normativa – RN 267, de 24 de agosto de 2011. Disponível em <http://www.ans.gov.br/index2.php?option=com_legislacao&view=legislacao&task=TextoLei&format=raw&id=1801>. Acesso em 05 set 2014.

_____. Ministério da Saúde. Resolução Normativa – RN 321, de 21 de março de 2013. disponívelem<http://bvsms.saude.gov.br/bvs/saudelegis/ans/2013/res0321_21_03_2013.html>. Acesso em 5 set 2014.

_____. ANS – Agência Nacional de Saúde Suplementar. Resolução Normativa – RN 350, de 19 de maio de 2014. Disponível em <http://www.ans.gov.br/index2.php?option=com_le

gislacao&view=legislacao&task=TextoLei&format=raw&id=2721>. Acesso em 5 set 2014.

_____. Presidência da República – Casa Civil – Subchefia para Assuntos Jurídicos. Lei 9.307, de 23 de setembro de 1996. Disponível em <http://www.planalto.gov.br/ccivil_03/leis/l9307.htm>Acesso em 06 set 2014.

_____. COFEN – Conselho Federal de Enfermagem - Resolução COFEN 266, de 5 de outubro de 2001. Anexos. Disponível em <http:// www.portalcofen.gov.br/sitenovo>. Acesso em 6 set 2014.

_____. CRMRS – Conselho Regional de Medicina do Rio Grande do Sul. CBHPM 2010. Disponível em <http://www.cremers.org.br/pdf/cbhpm.pdf>. Acesso em 31 ago 2014.

_____. CFM – Conselho Federal de Medicina. Código de Ética Médica. 2009. Disponível em <http://portal.cfm.org.br/index.php?option=com_content&view=article&id=20665:codi go-de-etica-medica-res-19312009-capitulo-x-documentos-medicos&catid=9:codigo-de-etica-medica-atual&Itemid=122>. Acesso em 04 de set 2014.

_____. CFM – Conselho Federal de Medicina. Resolução 1638, de 9 agosto 2002. Disponível em <http://www.portalmedico.org.br/resolucoes/cfm/2002/1638_2002.htm>. Acesso em 6 jul 2014.

_____. CFM – Conselho Federal de Medicina. RESOLUÇÃO CFM 1.614 de 8 de fevereiro de 2001. Disponível em <http://www.portalmedico.org.br/resolucoes/cfm/2001/1614_2001.htm>. Acesso em 6 set 2014.

_____. CFM – Conselho Federal de Medicina. RESOLUÇÃO CFM 1.639/2007. Disponível em <http://www.portalmedico.org.br/resolucoes/cfm/2002/1639_2002.ht>. Acesso em 5 de set 2014.

_____. SBIS. Cartilha sobre Prontuário eletrônico – A certificação de sistemas de registro eletrônico em Saúde – Segurança e confidencialidade para a informação do paciente. Fev 2002. Disponível em <http://www.sbis.org.br/certificacao/Cartilha_SBIS_CFM_Prontuario_Eletronico_fev_2012.pdf>.Acesso em 4 set 2014.

_____. SNA–DENASUS – Departamento Nacional de Auditoria. Consulta Auditorias – Consulta Auditorias. Disponível em <http://sna.saude.gov.br/con_auditoria_2.cfm?aud=1398>. Acesso em 06 set 2014.

_____. ANS. Lei 9.656/98. Disponível em <http://www.planalto.gov.br/ccivil_03/leis/l9656.htm>. Acesso em 12 set 2014.

_____. Tabela TISS. Disponível em http://www.ans.gov.br/espaco-dos-prestadores/tiss 25/08. Acesso em 25 set 2014

_____. Lei 13.003, de 24 junho de 2014. Disponível em <http://www.planalto.gov.br/ccivil_03/_Ato2011-2014/2014/Lei/L13003.htm>. Acesso em 12 set 2014.

Referências

_____. Ministério da Saúde. Protocolos clínicos. Disponível em <http://bvsms.saude.gov.br/bvs/publicacoes/protocolos_clinicos_diretrizes_terapeuticas_v1.pdf>. Acesso em 18 ago 2014.

CANNON, R. *Baby and kid stuff bottles*. Disponível em <http://glswrk-auction.com/060.htm>. Acesso em 23 jun 2014.

CIPRIANO, SL et al. Comissão de Farmácia e Terapêutica. Farmácia Hospitalar 15 outubro/novembro 2011. Disponível em <http://www.cff.org.br/sistemas/geral/revista/pdf/134/encarte_farmAcia_hospitalar_pb81.pdf>. Acesso em 31 ago 2014.

FERRO, ES. Biotecnologia translacional: hemopressina e outros peptídeos intracelulares. Estud. av., São Paulo, v. 24, n. 70, 2010. Disponível em <http://www.scielo.br/scielo.php?script=sci_arttext&pid=S010340142010000300008&lng=en&nrm=iso>. Acesso em 03 jul 2014.

GUEDES, DN.; ROCHA, TA.; RIBEIRO, EEPS.; SOARES ADORNO, L. O papel do Sistema Nacional de Auditoria e sua base legal na otimização da gestão de serviços oferecidos pelo SUS. In: Âmbito Jurídico, Rio Grande, XV, n. 104, set. 2012. Disponível em <http://www.ambitojuridico.com.br/site/?n_link=revista_artigos_leitura&artigo_id=12225>. Acesso em 4 jul 2014.

GUIA, Farmacêutico. BRASÍNDICE. Disponível em <http://www.brasindice.com.br/>. Editora Andrei SP. Acesso em 2 set 2014.

LOURENÇO, LFL et al. A historicidade filosófica do conceito saúde. Revista História da Enfermagem, vol. 3, n. 1 2012. Disponível em <http://www.abennacional.org.br/centrodememoria/here/vol3num1artigo2.pdf>. Acesso em 4 junh 2014.

SANTOS, Marinaldo Pereira dos; ROSA, Chennyfer Dobbins Paes da. Auditoria de contas hospitalares: análise dos principais – Motivos de glosas em uma instituição privada. Revista da Faculdade de Ciências Médicas de Sorocaba. ISSN (impresso) 1517-8242; (eletrônico) 1984-4840. Disponível em <http://revistas.pucsp.br/index.php/RFCMS/article/view/17653/pdf>. Acesso em 12 set 2014.

MASIERO, AL. A lobotomia e a leucotomia nos manicômios brasileiros. Hist. Cienc. Saúde – Manguinhos, Rio de Janeiro, v. 10, n. 2, 2003. Disponível em <http://www.scielo.br/scielo.php?script=sci_arttext&pid=S0104-59702003000200004&lng=en&nrm=iso>. Acesso em 23 jun 2014.

MICHAELIS. Dicionário Michaelis. UOL on line. Disponível em <http://michaelis.uol.com.br/moderno/portugues/index.php?lingua=portugues-portugues&palavra=relat%F3rio>. Acesso em 5 set 2014.

MENDONÇA, RM.; JORGE CBT; ALBUQUERQUE, FN. Tromboembolismo pulmonar: como eu trato. Rotinas da Unidade Cardiointensiva. v. 8, n. 2, jul/dez 2009. Disponível em <http://revista.hupe.uerj.br/detalhe_artigo.asp?id=182>. Acesso em 01 set 2014.

MESQUITA, ET; TIMMERMAM, A. Diretrizes da dor torácica – Aplicação na prática clínica. Disponível em <http://educacao.cardiol.br/pec/aterosclerose/fasciculos/2003a2f4m2/art01. htm>. Acesso em 31 ago 2014.

NUNES, JO. Auditoria pública e privada: uma análise comparativa. Revista Eletrônica de Contabilidade. v. iii, n. 1, jan-jun/2006. Disponível em <cascavel.ufsm.br/revistas/ojs-2.2.2/index.php/contabilidade/.../3647>. Acesso em 4 jul 2014.

OLIVEIRA, LH. Dr. Zerbini, o mago do coração. Revista Super Interessante. Junho 2013. Disponível em <http://super.abril.com.br/saude/dr-zerbini-mago-coracao-440803.shtml>. Acesso em 2 jul 2014.

ROCHE. Medicamentos biológicos. Disponível em <http://www.roche.com.br/fmfiles/ re7193008/pdf/medicamentosbiologicos1.pdf>. Acesso em 3 jul 2014.

ROTHMAN, P. As 10 descobertas científicas da década. Info on line. 20 dez 2010. Disponível em <http://info.abril.com.br/noticias/ciencia/as-10-descobertas-cientificas-da-decada-20122010-19.shl>. Acesso em 3 jul 2014.

SABBATINI, RME. A história da terapia por choque em psiquiatria. Revista Mente e Cérebro. n. 4, dez 1997/fev 1998. Disponível em <http://www.cerebromente.org.br/n04/historia/ shock.htm>. Acesso em 2 jul 2014.

SCIENCE. Min the evolution of western thinking about nature. Disponível em <http://www. sciencetimeline.net/1961.htm>. Acesso em 3 jul 2014.

SCLIAR, M. PHYSIS. Rev. Saúde Coletiva, Rio de Janeiro, v. 17, n. 1, p. :29-41, 2007. Disponível em <http://www.scielo.br/pdf/physis/v17n1/v17n1a03.pdf>. Acesso em 4 jun 2014.

SIEWERT, MC. Importância da redução de custos em operadoras privadas de plano de saúde por meio da auditoria médica prévia. Revista Especialize on line IPOG. ISSN 21795568. Goiânia. 6 E. v. 1, n. 006, dez. 2013. Disponível em <www.ipog.edu.br/.../importancia-da-reducao-de-custos-em-operadoras-p>. Acesso em 30 jul 2014.

SILVEIRA, MS. Cérebro empalado – o curioso caso médico de Phineas Gage. Disponível em <http://www.historiailustrada.com.br/2014/04/cerebro-empalado-o-curioso-caso-medico. html#.U6jS1_ldV-E>. Acesso em 23 jun 2014.

SIMPRO. Revista SIMPRO Hospitalar. SIMPRO Publicações e Teleprocessamento Ltda. Disponivel em <http://www.simpro.com.br/>. Acesso em 2 set 2014.

SOCIEDADE BRASILEIRA DE MEDICINA BARIÁTRICA E METABÓLICA – SBMB. Cirurgia bariátrica e metabólica. Disponível em <http://www.sbcb.org.br/cbariatrica. php?menu=11>. Acesso em 2 jul 2014.

SOUZA, RT. Levinas e a ancestralidade do mal: por uma crítica da violência Biopolítica. Porto Alegre, EDIPUCRS, 2012. Disponível em <http://www.bioetica.ufrgs.br/>. Acesso em 30 jul 2014.

GUILHERME, LFVA. Código Civil – Comentado. São Paulo: Rideel, 2013.

Referências

VOLSCHAN, A. et al. I Diretriz de dor torácica na sala de emergência. Arq. Bras. Cardiol. São Paulo, v. 79, Supl. 2, agosto 2002. Disponível em <http://www.scielo.br/scielo.php?script=sci_arttext&pid=S0066-782X2002001700001&lng=en&nrm=iso>. Acesso em 31 ago 2014.

WIKIPEDIA. Mrs Winslow's Soothing Syru. Disponível em <http://en.wikipedia.org/wiki/Mrs_Winslow's_Soothing_Syrup>.Acesso em 23 junh 2014.

WIKIPEDIA. Mapa da Suméria. Disponível em <http://pt.wikipedia.org/wiki/Sum%C3%A9ria>. Acesso em 4 jul 2014.

Anexos

RESOLUÇÃO COFEN 266/2001

O Conselho Federal de Enfermagem, no uso de suas atribuições legais e regimentais;

CONSIDERANDO o disposto na Lei nº 7.498/86, art. 11, inciso I, alínea "h";

CONSIDERANDO o Decreto nº 94.406/87, em seu artigo 8º, inciso I, alínea "d";

CONSIDERANDO a Resolução COFEN nº 260/2001;

CONSIDERANDO as sugestões emanadas pela SOBEAS – Sociedade Brasileira de Enfermeiros Auditores em Saúde;

CONSIDERANDO deliberação do Plenário, em sua ROP 298;

RESOLVE:

Art. 1º. Aprovar as atividades do Enfermeiro Auditor, dispostas no anexo do presente ato.

Art. 2º. Esta Resolução entra em vigor na data de sua publicação, revogando disposições em contrário.

Rio de Janeiro, 05 de outubro de 2001.

Gilberto Linhares Teixeira
COREN-RJ nº 2.380
Presidente

João Aureliano Amorim de Sena
COREN-RN nº 9.176
Primeiro-Secretário

ANEXO DA RESOLUÇÃO COFEN 266/01

O presente anexo da Resolução COFEN 266/01, dispõe sobre as atividades do enfermeiro auditor, capituladas em nove (9) partes.

I – É da competência privativa do enfermeiro auditor no exercício de suas atividades:

- Organizar, dirigir, planejar, coordenar e avaliar, prestar consultoria, auditoria e emissão de parecer sobre os serviços de auditoria de enfermagem.

II – Quanto integrante da equipe de auditoria em saúde:

a. Atuar no planejamento, execução e avaliação da programação de saúde;

b. Atuar na elaboração, execução e avaliação dos planos assistenciais em saúde;

c. Atuar na elaboração de medidas de prevenção e controle sistemático de danos que possam ser causados aos pacientes durante a assistência de enfermagem;

d. Atuar na construção de programas e atividades de educação sanitária, visando a melhoria da saúde do indivíduo, da família e da população em geral;

e. Atuar na elaboração de programas e atividades de educação sanitária, visando a melhoria da saúde do indivíduo, da família e da população em geral;

f. Atuar na elaboração de contratos e adendos que dizem respeito à assistência de enfermagem e de competência do mesmo;

g. Atuar em bancas examinadoras, em matérias específicas de enfermagem, nos concurso para provimento de cargo ou contratação de enfermeiro ou pessoal técnico de enfermagem, em especial enfermeiro auditor, bem como de provas e títulos de especialização em auditoria de enfermagem, devendo possuir título de Especialização em Auditoria de Enfermagem;

h. Atuar em todas as atividades de competência do enfermeiro e enfermeiro auditor, de conformidade com o previsto nas leis do exercício da enfermagem e legislação pertinente;

i. O enfermeiro auditor deverá estar regularmente inscrito no COREN da jurisdição onde presta serviço, bem como ter seu título registrado, conforme dispõe a Resolução nº 261/01;

j. O enfermeiro auditor, quando da constituição de empresa prestadora de serviço de auditoria e afins, deverá registrá-la no COREN da jurisdição onde se estabelece e se justificar no COREN da jurisdição fora do seu foro de origem, quando na prestação de serviço;

k. O enfermeiro auditor, em sua função, deverá identificar-se fazendo constar o nº de registro no COREN sem, contudo, interferir nos registros do prontuário do paciente;

l. O enfermeiro auditor, segundo a autonomia legal conferida pela lei e decretos que tratam do exercício profissional de enfermagem para exercer sua função não depende da presença de outro profissional;

m. O enfermeiro auditor tem autonomia em exercer suas atividades sem depender de prévia autorização por parte de outro membro auditor, enfermeiro ou multiprofissional;

n. O enfermeiro auditor para desempenhar corretamente seu papel, tem o direito de acessar os contratos e adendos pertinentes à instituição a ser auditada;

o. O enfermeiro auditor, para executar suas funções de auditoria, tem o direito de acesso ao prontuário do paciente e toda documentação que se fizer necessário;

p. O enfermeiro auditor, no cumprimento de sua função, tem o direito de visitar/entrevistar o paciente, com o objetivo de constatar a satisfação do mesmo com o serviço de enfermagem prestado, bem como a qualidade. Se necessário acompanhar os procedimentos prestados no sentido de dirimir quaisquer dúvidas que possam interferir no seu relatório.

III – Considerando a interfase do serviço de enfermagem com os diversos serviços, fica livre a conferência da qualidade dos mesmos no sentido de coibir o prejuízo relativo à assistência de enfermagem, devendo o enfermeiro auditor registrar em relatório tal fato e sinalizar aos seus pares auditores, pertinentes à área específica, descaracterizando sua omissão.

IV – O enfermeiro auditor, no exercício de sua função, tem o direito de solicitar esclarecimento sobre fato que interfira na clareza e objetividade dos registros, com o fim de se coibir interpretação equivocada que possa gerar glosas/desconformidades, infundadas.

V – O enfermeiro, na função de auditor, tem o direito de acessar, *in loco* toda a documentação necessária, sendo-lhe vedada a retirada dos prontuários ou cópias da instituição, podendo, se necessário, examinar o paciente, desde que devidamente autorizado pelo mesmo, quando possível, ou por seu representante legal.

Havendo identificação de indícios de irregularidades no atendimento do cliente, cuja comprovação necessite de análise do prontuário do paciente, é permitida a retirada de cópias exclusivamente para fins de instrução de auditoria.

VI – O enfermeiro auditor, quando no exercício de suas funções, deve ter visão holística, como qualidade de gestão, qualidade de assistência e quântico-econômico-financeiro, tendo sempre em vista o bem-estar do ser humano enquanto paciente/cliente.

VII – Sob o prisma ético.

a. O enfermeiro auditor, no exercício de sua função, deve fazê-lo com clareza, lisura, sempre fundamentado em princípios constitucional, legal, técnico e ético;

b. O enfermeiro auditor, como educador, deverá participar da interação interdisciplinar e multiprofissional, contribuindo para o bom entendimento e desenvolvimento da auditoria de enfermagem, e auditoria em geral, contudo, sem delegar ou repassar o que é privativo do enfermeiro auditor;

Anexos

c. O enfermeiro auditor, quando integrante de equipe multiprofissional, deve preservar sua autonomia, liberdade de trabalho, sigilo profissional, bem como respeitar autonomia, liberdade de trabalho dos membros da equipe, respeitando a privacidade, o sigilo profissional, salvo os casos previstos em lei, que objetive a garantia do bem-estar do ser humano e a preservação da vida;

d. O enfermeiro auditor, quando em sua função, deve sempre respeitar os princípios profissionais, legais e éticos no cumprimento com o seu dever;

e. A competência do enfermeiro auditor abrange todos os níveis onde há a presença da atuação de profissionais de enfermagem;

VIII – Havendo registro no Conselho Federal de Enfermagem de Sociedade de Auditoria em Enfermagem de caráter nacional, as demais organizações regionais deverão seguir o princípio Estatutário e Regimental da Sociedade Nacional.

IX – Os casos omissos serão resolvidos pelo Conselho Federal de Enfermagem.

RESOLUÇÃO CFM 1.614/2001

O Conselho Federal de Medicina, no uso das atribuições conferidas pela Lei nº 3.268, de 30 de setembro de 1957, regulamentada pelo Decreto nº 44.045, de 19 de julho de 1958, e

CONSIDERANDO a necessidade de disciplinar a fiscalização praticada nos atos médicos pelos serviços contratantes de saúde;

CONSIDERANDO que a auditoria do ato médico constitui-se em importante mecanismo de controle e avaliação dos recursos e procedimentos adotados, visando sua resolubilidade e melhoria na qualidade da prestação dos serviços;

CONSIDERANDO que a auditoria médica caracteriza-se como ato médico, por exigir conhecimento técnico, pleno e integrado da profissão;

CONSIDERANDO que o médico investido da função de auditor encontra-se sob a égide do preceituado no Código de Ética Médica, em especial o constante nos artigos 8º, 16, 19, 81, 108, 118 e 121;

CONSIDERANDO o disposto no Decreto nº 20.931/32;

CONSIDERANDO, finalmente, o decidido em Sessão Plenária de 8 de fevereiro de 2001,

RESOLVE:

Art. 1º. O médico, no exercício de auditoria, deverá estar regularizado no Conselho Regional de Medicina da jurisdição onde ocorreu a prestação do serviço auditado.

Art. 2º. As empresas de auditoria médica e seus responsáveis técnicos deverão estar devidamente registrados nos Conselhos Regionais de Medicina das jurisdições onde seus contratantes estiverem atuando.

Art. 3º. Na função de auditor, o médico deverá identificar-se, de forma clara, em todos os seus atos, fazendo constar, sempre, o número de seu registro no Conselho Regional de Medicina.

Art. 4º. O médico, na função de auditor, deverá apresentar-se ao diretor técnico ou substituto da unidade, antes de iniciar suas atividades.

Art. 5º. O diretor técnico ou diretor clínico deve garantir ao médico/equipe auditora todas as condições para o bom desempenho de suas atividades, bem como o acesso aos documentos que se fizerem necessários.

Art. 6º. O médico, na função de auditor, se obriga a manter o sigilo profissional, devendo, sempre que necessário, comunicar a quem de direito e por escrito suas observações, conclusões e recomendações, sendo-lhe vedado realizar anotações no prontuário do paciente.

Parágrafo 1º. É vedado ao médico, na função de auditor, divulgar suas observações, conclusões ou recomendações, exceto por justa causa ou dever legal.

Parágrafo 2º. O médico, na função de auditor, não pode, em seu relatório, exagerar ou omitir fatos decorrentes do exercício de suas funções.

Anexos

Parágrafo 3º. Poderá o médico na função de auditor solicitar por escrito, ao médico-assistente, os esclarecimentos necessários ao exercício de suas atividades.

Parágrafo 4º. Concluindo haver indícios de ilícito ético, o médico, na função de auditor, obriga-se a comunicá-los ao Conselho Regional de Medicina.

Art. 7º. O médico, na função de auditor, tem o direito de acessar, *in loco*, toda a documentação necessária, sendo-lhe vedada a retirada dos prontuários ou cópias da instituição, podendo, se necessário, examinar o paciente, desde que devidamente autorizado pelo mesmo, quando possível, ou por seu representante legal.

Parágrafo 1º. Havendo identificação de indícios de irregularidades no atendimento do paciente, cuja comprovação necessite de análise do prontuário médico, é permitida a retirada de cópias exclusivamente para fins de instrução da auditoria.

Parágrafo 2º. O médico-assistente deve ser antecipadamente cientificado quando da necessidade do exame do paciente, sendo-lhe facultado estar presente durante o exame.

Parágrafo 3º. O médico, na função de auditor, só poderá acompanhar procedimentos no paciente com autorização do mesmo, ou representante legal e/ou do seu médico-assistente.

Art. 8º. É vedado ao médico, na função de auditor, autorizar, vetar, bem como modificar, procedimentos propedêuticos e/ou terapêuticos solicitados, salvo em situação de indiscutível conveniência para o paciente, devendo, neste caso, fundamentar e comunicar por escrito o fato ao médico-assistente.

Art. 9º. O médico, na função de auditor, encontrando impropriedades ou irregularidades na prestação do serviço ao paciente, deve comunicar o fato por escrito ao médico-assistente, solicitando os esclarecimentos necessários para fundamentar suas recomendações.

Art. 10. O médico, na função de auditor, quando integrante de equipe multiprofissional de auditoria, deve respeitar a liberdade e independência dos outros profissionais sem, todavia, permitir a quebra do sigilo médico.

Parágrafo único. É vedado ao médico, na função de auditor, transferir sua competência a outros profissionais, mesmo quando integrantes de sua equipe.

Art. 11. Não compete ao médico, na função de auditor, a aplicação de quaisquer medidas punitivas ao médico-assistente ou instituição de saúde, cabendo-lhe somente recomendar as medidas corretivas em seu relatório, para o fiel cumprimento da prestação da assistência médica.

Art. 12. É vedado ao médico, na função de auditor, propor ou intermediar acordos entre as partes contratante e prestadora que visem restrições ou limitações ao exercício da Medicina, bem como aspectos pecuniários.

Art. 13. O médico, na função de auditor, não pode ser remunerado ou gratificado por valores vinculados à glosa.

Art. 14. Esta resolução aplica-se a todas as auditorias assistenciais, e não apenas àquelas no âmbito do SUS.

Art. 15. Fica revogada a Resolução CFM nº 1.466/96.

Art. 16. Esta resolução entra em vigor na data de sua publicação.

Brasília-DF, 8 de fevereiro de 2001

EDSON DE OLIVEIRA ANDRADE
Presidente

RUBENS DOS SANTOS SILVA
Secretário-Geral

Anexos

Presidência da República

Casa Civil

Subchefia para Assuntos Jurídicos

LEI 9.307, DE 23 DE SETEMBRO DE 1996.

Dispõe sobre a arbitragem.

O PRESIDENTE DA REPÚBLICA

Faço saber que o Congresso Nacional decreta e eu sanciono a seguinte Lei:

Capítulo I

Disposições Gerais

Art. 1º. As pessoas capazes de contratar poderão valer-se da arbitragem para dirimir litígios relativos a direitos patrimoniais disponíveis.

Art. 2º. A arbitragem poderá ser de direito ou de equidade, a critério das partes.

§ 1º Poderão as partes escolher, livremente, as regras de direito que serão aplicadas na arbitragem, desde que não haja violação aos bons costumes e à ordem pública.

§ 2º Poderão, também, as partes convencionar que a arbitragem se realize com base nos princípios gerais de direito, nos usos e costumes e nas regras internacionais de comércio.

Capítulo II

Da Convenção de Arbitragem e seus Efeitos

Art. 3º. As partes interessadas podem submeter a solução de seus litígios ao juízo arbitral mediante convenção de arbitragem, assim entendida a cláusula compromissória e o compromisso arbitral.

Art. 4º. A cláusula compromissória é a convenção através da qual as partes em um contrato comprometem-se a submeter à arbitragem os litígios que possam vir a surgir, relativamente a tal contrato.

§ 1º A cláusula compromissória deve ser estipulada por escrito, podendo estar inserta no próprio contrato ou em documento apartado que a ele se refira.

§ 2º Nos contratos de adesão, a cláusula compromissória só terá eficácia se o aderente tomar a iniciativa de instituir a arbitragem ou concordar, expressamente, com a sua instituição, desde que por escrito em documento anexo ou em negrito, com a assinatura ou visto especialmente para essa cláusula.

Art. 5º. Reportando-se as partes, na cláusula compromissória, às regras de algum órgão arbitral institucional ou entidade especializada, a arbitragem será instituída e processada de acordo com tais regras, podendo, igualmente, as partes estabelecer na própria cláusula, ou em outro documento, a forma convencionada para a instituição da arbitragem.

Art. 6º. Não havendo acordo prévio sobre a forma de instituir a arbitragem, a parte interessada manifestará à outra parte sua intenção de dar início à arbitragem, por via postal ou por outro meio qualquer de comunicação, mediante comprovação de recebimento, convocando-a para, em dia, hora e local certos, firmar o compromisso arbitral.

Parágrafo único. Não comparecendo a parte convocada ou, comparecendo, recusar-se a firmar o compromisso arbitral, poderá a outra parte propor a demanda de que trata o art. 7º desta Lei, perante o órgão do Poder Judiciário a que, originariamente, tocaria o julgamento da causa.

Art. 7º. Existindo cláusula compromissória e havendo resistência quanto à instituição da arbitragem, poderá a parte interessada requerer a citação da outra parte para comparecer em juízo a fim de lavrar-se o compromisso, designando o juiz audiência especial para tal fim.

§ 1º O autor indicará, com precisão, o objeto da arbitragem, instruindo o pedido com o documento que contiver a cláusula compromissória.

Anexos

§ 2º Comparecendo as partes à audiência, o juiz tentará, previamente, a conciliação acerca do litígio. Não obtendo sucesso, tentará o juiz conduzir as partes à celebração, de comum acordo, do compromisso arbitral.

§ 3º Não concordando as partes sobre os termos do compromisso, decidirá o juiz, após ouvir o réu, sobre seu conteúdo, na própria audiência ou no prazo de dez dias, respeitadas as disposições da cláusula compromissória e atendendo ao disposto nos arts. 10 e 21, § 2º, desta Lei.

§ 4º Se a cláusula compromissória nada dispuser sobre a nomeação de árbitros, caberá ao juiz, ouvidas as partes, estatuir a respeito, podendo nomear árbitro único para a solução do litígio.

§ 5º A ausência do autor, sem justo motivo, à audiência designada para a lavratura do compromisso arbitral, importará a extinção do processo sem julgamento de mérito.

§ 6º Não comparecendo o réu à audiência, caberá ao juiz, ouvido o autor, estatuir a respeito do conteúdo do compromisso, nomeando árbitro único.

§ 7º A sentença que julgar procedente o pedido valerá como compromisso arbitral.

Art. 8º. A cláusula compromissória é autônoma em relação ao contrato em que estiver inserta, de tal sorte que a nulidade deste não implica, necessariamente, a nulidade da cláusula compromissória.

Parágrafo único. Caberá ao árbitro decidir de ofício, ou por provocação das partes, as questões acerca da existência, validade e eficácia da convenção de arbitragem e do contrato que contenha a cláusula compromissória.

Art. 9º. O compromisso arbitral é a convenção através da qual as partes submetem um litígio à arbitragem de uma ou mais pessoas, podendo ser judicial ou extrajudicial.

§ 1º O compromisso arbitral judicial celebrar-se-á por termo nos autos, perante o juízo ou tribunal, onde tem curso a demanda.

§ 2º O compromisso arbitral extrajudicial será celebrado por escrito particular, assinado por duas testemunhas, ou por instrumento público.

Art. 10. Constará, obrigatoriamente, do compromisso arbitral:

I – o nome, profissão, estado civil e domicílio das partes;

II – o nome, profissão e domicílio do árbitro, ou dos árbitros, ou, se for o caso, a identificação da entidade à qual as partes delegaram a indicação de árbitros;

III – a matéria que será objeto da arbitragem; e

IV – o lugar em que será proferida a sentença arbitral.

Art. 11. Poderá, ainda, o compromisso arbitral conter:

I – local, ou locais, onde se desenvolverá a arbitragem;

II – a autorização para que o árbitro ou os árbitros julguem por equidade, se assim for convencionado pelas partes;

III – o prazo para apresentação da sentença arbitral;

IV – a indicação da lei nacional ou das regras corporativas aplicáveis à arbitragem, quando assim convencionarem as partes;

V – a declaração da responsabilidade pelo pagamento dos honorários e das despesas com a arbitragem; e

VI – a fixação dos honorários do árbitro, ou dos árbitros.

Parágrafo único. Fixando as partes os honorários do árbitro, ou dos árbitros, no compromisso arbitral, este constituirá título executivo extrajudicial; não havendo tal estipulação, o árbitro requererá ao órgão do Poder Judiciário que seria competente para julgar, originariamente, a causa que os fixe por sentença.

Art. 12. Extingue-se o compromisso arbitral:

I – escusando-se qualquer dos árbitros, antes de aceitar a nomeação, desde que as partes tenham declarado, expressamente, não aceitar substituto;

Anexos

II – falecendo ou ficando impossibilitado de dar seu voto algum dos árbitros, desde que as partes declarem, expressamente, não aceitar substituto; e

III – tendo expirado o prazo a que se refere o art. 11, inciso III, desde que a parte interessada tenha notificado o árbitro, ou o presidente do tribunal arbitral, concedendo-lhe o prazo de dez dias para a prolação e apresentação da sentença arbitral.

Capítulo III

Dos Árbitros

Art. 13. Pode ser árbitro qualquer pessoa capaz e que tenha a confiança das partes.

§ 1º As partes nomearão um ou mais árbitros, sempre em número ímpar, podendo nomear, também, os respectivos suplentes.

§ 2º Quando as partes nomearem árbitros em número par, estes estão autorizados, desde logo, a nomear mais um árbitro. Não havendo acordo, requererão as partes ao órgão do Poder Judiciário a que tocaria, originariamente, o julgamento da causa a nomeação do árbitro, aplicável, no que couber, o procedimento previsto no art. 7º desta Lei.

§ 3º As partes poderão, de comum acordo, estabelecer o processo de escolha dos árbitros, ou adotar as regras de um órgão arbitral institucional ou entidade especializada.

§ 4º Sendo nomeados vários árbitros, estes, por maioria, elegerão o presidente do tribunal arbitral. Não havendo consenso, será designado presidente o mais idoso.

§ 5º O árbitro ou o presidente do tribunal designará, se julgar conveniente, um secretário, que poderá ser um dos árbitros.

§ 6º No desempenho de sua função, o árbitro deverá proceder com imparcialidade, independência, competência, diligência e discrição.

§ 7º Poderá o árbitro ou o tribunal arbitral determinar às partes o adiantamento de verbas para despesas e diligências que julgar necessárias.

Art. 14. Estão impedidos de funcionar como árbitros as pessoas que tenham, com as partes ou com o litígio que lhes for submetido, algumas das relações que caracterizam os casos de impedimento ou suspeição de juízes, aplicando-se-lhes, no que couber, os mesmos deveres e responsabilidades, conforme previsto no Código de Processo Civil.

§ 1º As pessoas indicadas para funcionar como árbitro têm o dever de revelar, antes da aceitação da função, qualquer fato que denote dúvida justificada quanto à sua imparcialidade e independência.

§ 2º O árbitro somente poderá ser recusado por motivo ocorrido após sua nomeação. Poderá, entretanto, ser recusado por motivo anterior à sua nomeação, quando:

a) não for nomeado, diretamente, pela parte; ou

b) o motivo para a recusa do árbitro for conhecido posteriormente à sua nomeação.

Art. 15. A parte interessada em arguir a recusa do árbitro apresentará, nos termos do art. 20, a respectiva exceção, diretamente ao árbitro ou ao presidente do tribunal arbitral, deduzindo suas razões e apresentando as provas pertinentes.

Parágrafo único. Acolhida a exceção, será afastado o árbitro suspeito ou impedido, que será substituído, na forma do art. 16 desta Lei.

Art. 16. Se o árbitro escusar-se antes da aceitação da nomeação, ou, após a aceitação, vier a falecer, tornar-se impossibilitado para o exercício da função, ou for recusado, assumirá seu lugar o substituto indicado no compromisso, se houver.

§ 1º Não havendo substituto indicado para o árbitro, aplicar-se-ão as regras do órgão arbitral institucional ou entidade especializada, se as partes as tiverem invocado na convenção de arbitragem.

§ 2º Nada dispondo a convenção de arbitragem e não chegando as partes a um acordo sobre a nomeação do árbitro a ser substituído, procederá a parte interessada da forma prevista no art. 7º desta Lei, a menos que as partes tenham declarado, expressamente, na convenção de arbitragem, não aceitar substituto.

Art. 17. Os árbitros, quando no exercício de suas funções ou em razão delas, ficam equiparados aos funcionários públicos, para os efeitos da legislação penal.

Art. 18. O árbitro é juiz de fato e de direito, e a sentença que proferir não fica sujeita a recurso ou a homologação pelo Poder Judiciário.

Capítulo IV

Do Procedimento Arbitral

Art. 19. Considera-se instituída a arbitragem quando aceita a nomeação pelo árbitro, se for único, ou por todos, se forem vários.

Parágrafo único. Instituída a arbitragem e entendendo o árbitro ou o tribunal arbitral que há necessidade de explicitar alguma questão disposta na convenção de arbitragem, será elaborado, juntamente com as partes, um adendo, firmado por todos, que passará a fazer parte integrante da convenção de arbitragem.

Art. 20. A parte que pretender arguir questões relativas à competência, suspeição ou impedimento do árbitro ou dos árbitros, bem como nulidade, invalidade ou ineficácia da convenção de arbitragem, deverá fazê-lo na primeira oportunidade que tiver de se manifestar, após a instituição da arbitragem.

§ 1º Acolhida a arguição de suspeição ou impedimento, será o árbitro substituído nos termos do art. 16 desta Lei, reconhecida a incompetência do árbitro ou do tribunal arbitral, bem como a nulidade, invalidade ou ineficácia da convenção de arbitragem, serão as partes remetidas ao órgão do Poder Judiciário competente para julgar a causa.

§ 2º Não sendo acolhida a arguição, terá normal prosseguimento a arbitragem, sem prejuízo de vir a ser examinada a decisão pelo órgão do Poder Judiciário competente, quando da eventual propositura da demanda de que trata o art. 33 desta Lei.

Art. 21. A arbitragem obedecerá ao procedimento estabelecido pelas partes na convenção de arbitragem, que poderá reportar-se às regras de um órgão arbitral institucional ou entidade especializada, facultando-se, ainda, às partes delegar ao próprio árbitro, ou ao tribunal arbitral, regular o procedimento.

§ 1º Não havendo estipulação acerca do procedimento, caberá ao árbitro ou ao tribunal arbitral discipliná-lo.

§ 2º Serão, sempre, respeitados no procedimento arbitral os princípios do contraditório, da igualdade das partes, da imparcialidade do árbitro e de seu livre convencimento.

§ 3º As partes poderão postular por intermédio de advogado, respeitada, sempre, a faculdade de designar quem as represente ou assista no procedimento arbitral.

§ 4º Competirá ao árbitro ou ao tribunal arbitral, no início do procedimento, tentar a conciliação das partes, aplicando-se, no que couber, o art. 28 desta Lei.

Art. 22. Poderá o árbitro ou o tribunal arbitral tomar o depoimento das partes, ouvir testemunhas e determinar a realização de perícias ou outras provas que julgar necessárias, mediante requerimento das partes ou de ofício.

§ 1º O depoimento das partes e das testemunhas será tomado em local, dia e hora previamente comunicados, por escrito, e reduzido a termo, assinado pelo depoente, ou a seu rogo, e pelos árbitros.

§ 2º Em caso de desatendimento, sem justa causa, da convocação para prestar depoimento pessoal, o árbitro ou o tribunal arbitral levará em consideração o comportamento da parte faltosa, ao proferir sua sentença; se a ausência for de testemunha, nas mesmas circunstâncias, poderá o árbitro ou o presidente do tribunal arbitral requerer à autoridade judiciária que conduza a testemunha renitente, comprovando a existência da convenção de arbitragem.

§ 3º A revelia da parte não impedirá que seja proferida a sentença arbitral.

§ 4º Ressalvado o disposto no § 2º, havendo necessidade de medidas coercitivas ou cautelares, os árbitros poderão solicitá-las ao órgão do Poder Judiciário que seria, originariamente, competente para julgar a causa.

§ 5º Se, durante o procedimento arbitral, um árbitro vier a ser substituído fica a critério do substituto repetir as provas já produzidas.

Capítulo V

Da Sentença Arbitral

Art. 23. A sentença arbitral será proferida no prazo estipulado pelas partes. Nada tendo sido convencionado, o prazo para a apresentação da sentença é de seis meses, contado da instituição da arbitragem ou da substituição do árbitro.

Parágrafo único. As partes e os árbitros, de comum acordo, poderão prorrogar o prazo estipulado.

Art. 24. A decisão do árbitro ou dos árbitros será expressa em documento escrito.

§ 1º Quando forem vários os árbitros, a decisão será tomada por maioria. Se não houver acordo majoritário, prevalecerá o voto do presidente do tribunal arbitral.

§ 2º O árbitro que divergir da maioria poderá, querendo, declarar seu voto em separado.

Art. 25. Sobrevindo no curso da arbitragem controvérsia acerca de direitos indisponíveis e verificando-se que de sua existência, ou não, dependerá o julgamento, o árbitro ou o tribunal arbitral remeterá as partes à autoridade competente do Poder Judiciário, suspendendo o procedimento arbitral.

Parágrafo único. Resolvida a questão prejudicial e juntada aos autos a sentença ou acórdão transitados em julgado, terá normal seguimento a arbitragem.

Art. 26. São requisitos obrigatórios da sentença arbitral:

I – o relatório, que conterá os nomes das partes e um resumo do litígio;

II – os fundamentos da decisão, onde serão analisadas as questões de fato e de direito, mencionando-se, expressamente, se os árbitros julgaram por equidade;

III – o dispositivo, em que os árbitros resolverão as questões que lhes forem submetidas e estabelecerão o prazo para o cumprimento da decisão, se for o caso; e

IV – a data e o lugar em que foi proferida.

Parágrafo único. A sentença arbitral será assinada pelo árbitro ou por todos os árbitros. Caberá ao presidente do tribunal arbitral, na hipótese de um ou alguns dos árbitros não poder ou não querer assinar a sentença, certificar tal fato.

Art. 27. A sentença arbitral decidirá sobre a responsabilidade das partes acerca das custas e despesas com a arbitragem, bem como sobre verba decorrente de litigância de má-fé, se for o caso, respeitadas as disposições da convenção de arbitragem, se houver.

Art. 28. Se, no decurso da arbitragem, as partes chegarem a acordo quanto ao litígio, o árbitro ou o tribunal arbitral poderá, a pedido das partes, declarar tal fato mediante sentença arbitral, que conterá os requisitos do art. 26 desta Lei.

Art. 29. Proferida a sentença arbitral, dá-se por finda a arbitragem, devendo o árbitro, ou o presidente do tribunal arbitral, enviar cópia da decisão às partes, por via postal ou por outro meio qualquer de comunicação, mediante comprovação de recebimento, ou, ainda, entregando-a diretamente às partes, mediante recibo.

Art. 30. No prazo de cinco dias, a contar do recebimento da notificação ou da ciência pessoal da sentença arbitral, a parte interessada, mediante comunicação à outra parte, poderá solicitar ao árbitro ou ao tribunal arbitral que:

I – corrija qualquer erro material da sentença arbitral;

II – esclareça alguma obscuridade, dúvida ou contradição da sentença arbitral, ou se pronuncie sobre ponto omitido a respeito do qual devia manifestar-se a decisão.

Parágrafo único. O árbitro ou o tribunal arbitral decidirá, no prazo de dez dias, aditando a sentença arbitral e notificando as partes na forma do art. 29.

Art. 31. A sentença arbitral produz, entre as partes e seus sucessores, os mesmos efeitos da sentença proferida pelos órgãos do Poder Judiciário e, sendo condenatória, constitui título executivo.

Art. 32. É nula a sentença arbitral se:

I – for nulo o compromisso;

Anexos

II – emanou de quem não podia ser árbitro;

III – não contiver os requisitos do art. 26 desta Lei;

IV – for proferida fora dos limites da convenção de arbitragem;

V – não decidir todo o litígio submetido à arbitragem;

VI – comprovado que foi proferida por prevaricação, concussão ou corrupção passiva;

VII – proferida fora do prazo, respeitado o disposto no art. 12, inciso III, desta Lei; e

VIII – forem desrespeitados os princípios de que trata o art. 21, § 2º, desta Lei.

Art. 33. A parte interessada poderá pleitear ao órgão do Poder Judiciário competente a decretação da nulidade da sentença arbitral, nos casos previstos nesta Lei.

§ 1º A demanda para a decretação de nulidade da sentença arbitral seguirá o procedimento comum, previsto no Código de Processo Civil, e deverá ser proposta no prazo de até noventa dias após o recebimento da notificação da sentença arbitral ou de seu aditamento.

§ 2º A sentença que julgar procedente o pedido:

I – decretará a nulidade da sentença arbitral, nos casos do art. 32, incisos I, II, VI, VII e VIII;

II – determinará que o árbitro ou o tribunal arbitral profira novo laudo, nas demais hipóteses.

§ 3º A decretação da nulidade da sentença arbitral também poderá ser arguida mediante ação de embargos do devedor, conforme o art. 741 e seguintes do Código de Processo Civil, se houver execução judicial.

Capítulo VI

Do Reconhecimento e Execução de Sentenças Arbitrais Estrangeiras

Art. 34. A sentença arbitral estrangeira será reconhecida ou executada no Brasil de conformidade com os tratados internacionais com eficácia no ordenamento interno e, na sua ausência, estritamente de acordo com os termos desta Lei.

Parágrafo único. Considera-se sentença arbitral estrangeira a que tenha sido proferida fora do território nacional.

Art. 35. Para ser reconhecida ou executada no Brasil, a sentença arbitral estrangeira está sujeita, unicamente, à homologação do Supremo Tribunal Federal.

Art. 36. Aplica-se à homologação para reconhecimento ou execução de sentença arbitral estrangeira, no que couber, o disposto nos arts. 483 e 484 do Código de Processo Civil.

Art. 37. A homologação de sentença arbitral estrangeira será requerida pela parte interessada, devendo a petição inicial conter as indicações da lei processual, conforme o art. 282 do Código de Processo Civil, e ser instruída, necessariamente, com:

I – o original da sentença arbitral ou uma cópia devidamente certificada, autenticada pelo consulado brasileiro e acompanhada de tradução oficial;

II – o original da convenção de arbitragem ou cópia devidamente certificada, acompanhada de tradução oficial.

Art. 38. Somente poderá ser negada a homologação para o reconhecimento ou execução de sentença arbitral estrangeira, quando o réu demonstrar que:

I – as partes na convenção de arbitragem eram incapazes;

II – a convenção de arbitragem não era válida segundo a lei à qual as partes a submeteram, ou, na falta de indicação, em virtude da lei do país onde a sentença arbitral foi proferida;

III – não foi notificado da designação do árbitro ou do procedimento de arbitragem, ou tenha sido violado o princípio do contraditório, impossibilitando a ampla defesa;

IV – a sentença arbitral foi proferida fora dos limites da convenção de arbitragem, e não foi possível separar a parte excedente daquela submetida à arbitragem;

V – a instituição da arbitragem não está de acordo com o compromisso arbitral ou cláusula compromissória;

VI – a sentença arbitral não se tenha, ainda, tornado obrigatória para as partes, tenha sido anulada, ou, ainda, tenha sido suspensa por órgão judicial do país onde a sentença arbitral for prolatada.

Art. 39. Também será denegada a homologação para o reconhecimento ou execução da sentença arbitral estrangeira, se o Supremo Tribunal Federal constatar que:

I – segundo a lei brasileira, o objeto do litígio não é suscetível de ser resolvido por arbitragem;

II – a decisão ofende a ordem pública nacional.

Parágrafo único. Não será considerada ofensa à ordem pública nacional a efetivação da citação da parte residente ou domiciliada no Brasil, nos moldes da convenção de arbitragem ou da lei processual do país onde se realizou a arbitragem, admitindo-se, inclusive, a citação postal com prova inequívoca de recebimento, desde que assegure à parte brasileira tempo hábil para o exercício do direito de defesa.

Art. 40. A denegação da homologação para reconhecimento ou execução de sentença arbitral estrangeira por vícios formais, não obsta que a parte interessada renove o pedido, uma vez sanados os vícios apresentados.

Capítulo VII

Disposições Finais

Art. 41. Os arts. 267, inciso VII; 301, inciso IX; e 584, inciso III, do Código de Processo Civil passam a ter a seguinte redação:

"Art. 267...

VII - pela convenção de arbitragem;"

"Art. 301...

IX - convenção de arbitragem;"

"Art. 584...

III - a sentença arbitral e a sentença homologatória de transação ou de conciliação;"

Art. 42. O art. 520 do Código de Processo Civil passa a ter mais um inciso, com a seguinte redação:

"Art. 520...

VI - julgar procedente o pedido de instituição de arbitragem."

Art. 43. Esta Lei entrará em vigor sessenta dias após a data de sua publicação.

Art. 44. Ficam revogados os arts. 1.037 a 1.048 da Lei nº 3.071, de 1º de janeiro de 1916, Código Civil Brasileiro; os arts. 101 e 1.072 a 1.102 da Lei nº 5.869, de 11 de janeiro de 1973, Código de Processo Civil; e demais disposições em contrário.

Brasília, 23 de setembro de 1996; 175º da Independência e 108º da República.

FERNANDO HENRIQUE CARDOSO

Nelson A. Jobim

Índice Remissivo

A

Análogos da insulina, 11
Antidepressivos, 9
Antipsicóticos, 9
Assistência à saúde, evolução, 1
Auditoria, 13
- administrativa, 65
- - contratos e negociações, 67
- - diárias e taxas, 66
- - pacotes, 68
- comissão de controle de infecção
      hospitalar como suporte, 93
- como ferramenta do gerenciamento da
      qualidade em serviços de saúde, 101
- conta médica
- - evolução, 13
- - operacional ou in loco
      (concorrente), 16
- - papel do código de ética médica, 17
- - pré-auditoria, 16
- - retrospectiva, 16
- materiais, 41
- - alto custo, 51
- - descartáveis, 41
- - especial, 50
- - órtese, 47, 48
- - padronização, 42

- - prótese, 47, 48
- - reutilizáveis, 43
- medicamentos, 53
- - padronização, 55
- procedimentos médicos, 57
- - protocolos médicos, 59
- - tabelas de honorários
      médicos, 57
- prontuário médico, 75
- - baseada em evidências, 83
- - certificação dos sistemas
      informatizados para guarda e
      manuseio, 81
- - código de ética médica, 76
- - ética no processo, 77
- - normas técnicas para o uso de
      sistemas informatizados para
      guarda e manuseio, 81
- relatórios, 87
- serviços auxiliares de diagnóstico e
      terapia (SADT), 63
Autonomia, 25

B

Barnard, Christian, 8
Beneficência, 25
Bioética, princípios, 25

Índice Remissivo

Biotecnologia, 11
Bypass gástrico, 10

C
Células-tronco, 10
Certificação dos sistemas informatizados para guarda e manuseio do prontuário médico, 81
Código de ética médica na auditoria, 17, 76
- direitos
- - humanos, 23
- - médicos, 22
- documentos médicos, 27
- perícia médica, 26, 28
- prontuário médico, 76
- relação
- - entre médicos, 26
- - pacientes e familiares, 23
Comissão de controle de infecção hospitalar como suporte à auditoria, 93
Conta médica hospital, 29
- composição, 32
- final, 32
- modelo de apresentação, 30
- origem, 30
- parcial, 31
- período, 31

D
Direitos
- humanos, 23
- médicos, 22
Documentos médicos, 27

E
Eletrochoque, 9
Ética no processo de auditoria de prontuários, 77

Evolução
- assistência à saúde, 1
- auditoria de contas médicas, 13

F
Freeman, Walter, 6

G
Gerenciamento da qualidade em serviços de saúde, auditoria como ferramenta, 101

H
Hipócrates, 2

I
Indicadores, 98
Informações gerenciais, sistema, 97

J
Justiça, 25

L
Legislação em auditoria, 117
Leucotomia cerebral, 6
Lima, Almeida, 6
Lobotomia, 6

M
Materiais, auditoria, 41
- alto custo, 51
- descartáveis, 41
- especial, 50
- órtese, 47, 48
- padronização, 42
- prótese, 47, 48
- reutilizáveis, 43
Medicamentos, auditoria, 53
Moniz, Caetano de Abreu Freire Egas, 6

N
Não maleficência, 25

Índice Remissivo

Normas técnicas para o uso de sistemas informatizados para guarda e manuseio do prontuário médico, 80

O
Órtese, 48

P
Padronização
- materiais, 42
- medicamentos, 55
Perícia médica, 26
Pré-auditoria, 16
Procedimentos médicos, auditoria, 57
- protocolos médicos, 59
- tabelas de honorários médicos, 57
Prontuário médico, auditoria, 75
Prótese, 48
Protocolos médicos, 59

Q
Qualidade em serviços de saúde, auditoria como ferramenta do gerenciamento, 101

R
Relação
- entre médicos, 26
- pacientes e familiares, 23
Relatórios de auditoria, 87

S
SADT (serviço de sala de observação em unidade de emergência), 35
- auditoria, 63
Sangria, 1
Sistema de informações gerenciais, 97
- indicadores, 98
SNA (Sistema Nacional de Auditoria), 15
Sobral, Cid, 6
SUS (Sistema Nacional de Saúde), 15

T
Tabelas de honorários médicos, 57
Temperamentos, tipos
- colérico, 3
- fleumático, 3
- melancólico, 3
- sanguíneo, 3
Teoria hipocrática, 2
Transplante cardíaco, 8
Tulp, Nicolaes, 4

U
UCO (Unidade de Custo Operacional), 66

W
Winston, James, 6

X
Xarope da Sra. Winslow, 5